TOPOGRAPHIE

PHYSIQUE ET MÉDICALE,

DE CUSSET.

Se trouve à Cusset, { chez BERNARD, Libraire;
et chez M. BATILLIAT, phar-
macien.

MONTPELLIER, IMPRIMERIE DE JEAN MARTEL LE JEUNE.

TOPOGRAPHIE

PHYSIQUE ET MÉDICALE

DE CUSSET,

PAR Alex. GIRAUDET,

Docteur en médecine ; Bachelier ès-Sciences ; Membre titulaire de la Société chirurgicale d'émulation ; de la Société d'histoire naturelle de Montpellier ; ex-Chirurgien à l'Hôpital militaire d'instruction de Paris (Val-de-Grâce).

Εἰ γὰρ ταῦτα εἰδείν τις παλῶς, μάλιστα, εἰ δὲ μὴ, τάγε ὤλεῖςτα, οὐκ ἂν αὐτὸν λανθάνοι ἐς ὥὄλιν ἀπικνεόμενον, ἦς ἂν ἄπειρος ᾖ, οὔτε νουσήματα ἐπιχώρια, οὔτε τῶν κοινῶν ἡ φύσις ὁκοίν τίς ἐστι.
ΙΠΠΟΚΡΑΤ.

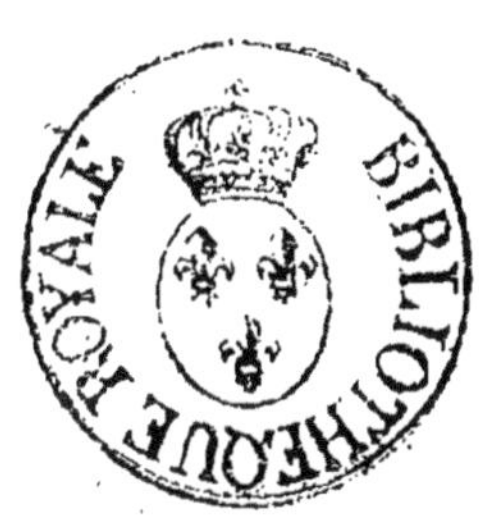

A PARIS,

Chez GABON, Libraire, rue de l'École de Médecine ; et à Montpellier, chez le même libraire.
1827.

A MONSIEUR

F. LALLEMAND;

Professeur de Clinique chirurgicale à la Faculté de Médecine de Montpellier ; Chirurgien en chef de l'Hôpital civil et militaire de la même ville , etc. , etc.

En me permettant de placer à la tête de cet Opuscule, un nom que vos travaux ont à jamais illustré , vous avez mis le comble à mes vœux. Fier de la bienveillance avec laquelle vous avez dirigé mes premiers pas dans la carrière médicale, j'éprouvais le besoin de vous témoigner publiquement ma reconnaissance éternelle. Veuillez en agréer l'hommage.

A. GIRAUDET.

AVANT-PROPOS.

Rien n'est plus digne de fixer l'attention du médecin, que l'étude de l'homme dans ses rapports avec tout ce qui l'entoure. Son organisation, condition indispensable de la vie, est sans cesse modifiée par une foule de circonstances inhérentes aux lieux qu'il habite, dont l'appréciation est de la plus haute importance. Personne n'osera nier aujourd'hui, que le climat (1), le genre de régime qu'il détermine, les travaux qu'il impose, n'agissent d'une manière directe sur le physique et le moral des peuples. Admettre cette vérité, c'est reconnaître l'influence de ces puissans modificateurs sur la production des maladies, leur marche, leur terminaison, leur thérapeutique. D'aussi belles considérations étaient dignes des méditations d'Hippocrate. « La première chose, dit-il (2), que doit faire un médecin, en arrivant

(1) J'entends ici par *climat*, l'ensemble des circonstances physiques propres à chaque localité.
(2) *De aere, aquis et locis.*

» dans une ville qu'il voit pour la première
» fois , c'est d'examiner avec soin son exposition,
» les eaux dont on fait usage, les qualités du
» sol, le genre de vie, le régime des habitans.
» Celui qui sera instruit de toutes ces circon-
» stances, sera en état de bien savoir la nature
» des maladies qui sont particulières à la ville,
» de manière qu'il ne sera ni embarrassé dans
» leur traitement, ni exposé aux erreurs que
» doivent naturellement commettre ceux qui
» négligent une étude aussi indispensable. » Ce
ne serait donc pas résoudre un stérile problême, ni satisfaire une vaine curiosité, que
de parvenir à connaître exactement la puissance
d'un climat sur l'état de santé et de maladie
des individus qui vivent sous ses lois. Cette
influence constante et perpétuelle , à laquelle
l'homme ne peut opposer que des résistances
passagères , s'étend à tous les êtres organisés
qui habitent un même pays. Modifiés sans relâche par le genre d'impressions qu'ils reçoivent de la part des objets extérieurs et des
substances que le local fournit à leurs besoins , tous affectent un caractère de simi-

litude et de *compatriotisme*, qu'on ne saurait révoquer en doute.

Les Anciens, dont l'esprit éminemment philosophique aimait à spéculer sur de vastes sujets, se sont beaucoup occupés de l'action des climats. Le plus vrai, le plus sublime des ouvrages qu'ils nous ont transmis, est, sans contredit, celui où le Père de la Médecine éleva à la Science un monument impérissable. Modèle de géographie médicale, les principes qu'il contient, auraient dû féconder les résultats les plus heureux, si le génie qui les dicta, eût éclairé plus long-temps l'étude de l'homme; mais, bientôt après, les hypothèses les plus frivoles devaient servir à expliquer les phénomènes de la nature et les lois de l'organisation. L'observation fut bannie; elle répugnait à l'erreur...... On s'attacha à poursuivre des chimères, et l'on se perdit dans un dédale inextricable de rêveries mensongères, de spéculations oiseuses.

Plus tard, grâces aux progrès d'une saine philosophie et à la tendance générale des esprits vers le positif, la raison, si long-temps exilée , reparut dans le sanctuaire de notre art. Cabanis , un des plus beaux génies de l'époque, voulut achever ce qu'Hippocrate avait commencé. Il étudia l'homme physique et moral dans ses rapports intimes avec ses modificateurs naturels , et l'entrevit tout entier dans l'action constante de ceux-ci. Cette opinion , qu'une mort prématurée (1) ne lui permit pas de démontrer jusqu'à l'évidence , mais qu'il nous laissa parée de tous les avantages d'une dialectique profonde et de l'éloquence la plus séduisante , devait imprimer une heureuse direction aux travaux des Modernes. Partout des recherches furent faites, afin d'apprécier plus exactement les nombreux liens qui unissent l'homme aux lieux qu'il habite. C'était le seul moyen de rendre compte des nuances infinies qu'offrent les maladies observées dans des contrées différentes , et d'arriver enfin à une thérapeutique rationnelle. Un examen comparatif d'observations recueillies dans une foule de localités , démontra que, si une maladie se

______

(1) Il mourut à l'âge de 51 ans.

développait sous l'empire de circonstances locales ou de constitutions atmosphériques opposées, la disposition de l'individu affecté n'étant alors plus la même, le traitement devait nécessairement être modifié, quelquefois même être complétement changé. Qu'il me suffise ici du simple énoncé de cette proposition, que je regarde comme fondamentale, pour en faire sentir d'avance toute la justesse et toute l'importance thérapeutique.

Il est hors de doute que, si les sciences médicales n'ont pas répondu aux immenses travaux entrepris pour hâter leurs progrès, c'est parce que l'on a trop long-temps étudié l'homme isolé des nombreux modificateurs qui l'environnent de toutes parts.

N'est-ce pas, en effet, leur action générale ou simultanée, qui, le rendant plus robuste ou plus faible, plus sensible ou moins irritable, imprime à ses organes de nouvelles manières d'être, des dispositions particulières, trop souvent méconnues, et qui, cependant, sont du plus haut intérêt en médecine-pratique.

Les maladies ne sont pas des êtres distincts.

les altérations de tissus ou de fonctions qui les constituent, ne sont à mes yeux que des aberrations de l'état de santé d'individus se trouvant dans telles ou telles circonstances variables à l'infini. Aucune d'elles ne peut donc se ressembler complétement, puisqu'il n'est pas deux individus qui soient parfaitement dans les mêmes circonstances. Si cela est suffisamment démontré, s'il est également vrai que le traitement doit toujours être une considération de ces nombreuses individualités qu'on appelle maladies, que penser de ces théories exclusives, qui voient partout mêmes aberrations de santé, mêmes indications à remplir ? Le temps les emportera, sans doute, comme toutes celles qui les ont précédées, et qui n'étaient pas le résultat rigoureux de l'observation des faits. Puisse le souvenir des maux qu'elles auront produits, se dissiper avec elles !

Honneur à Baglivi ! qui, rendant compte de son expérience, avait le soin de noter sur chaque observation : *Vivo et scribo in aere romano.* Ce grand homme reconnaissait qu'il n'est pas plus de médecine universelle pour tous les climats , que pour toutes les maladies. On doit s'étonner bien moins des succès de Brown (Écosse , Angleterre) et de Stoll (Allemagne, Hollande) , lorsqu'on se transporte aux lieux où leurs méthodes commencèrent à prospérer.

Entraîné par les immortels écrits d'Hippocrate et de Cabanis , j'ai osé me présenter dans la carrière qu'ils ont parcourue avec tant de gloire. Le désir d'être utile a soutenu mes efforts. Pourquoi ne m'a-t-il pas toujours permis de mesurer mes forces !

Réveiller l'attention de mes concitoyens sur les causes des maux qui les affligent, afin qu'ils cherchent à les prévenir ; indiquer à la sollicitude de l'Autorité , les moyens qu'elle peut mettre en usage pour diminuer les influences morbifiques qui dépendent des localités ; tel est surtout le but que je voudrais avoir atteint. Puissent les recherches que j'ai faites, contribuer à éclairer plusieurs points d'hygiène publique , et enlever à l'étiologie quelques-unes des nombreuses hypothèses qui la rendent encore la partie la plus obscure de notre art ! Persuader là où il est impossible de contraindre, est tout ce que je pouvais faire. Je l'ai tenté, lorsque j'ai signalé l'existence de nombreux abus, dont l'importance sur la santé publique peut facilement échapper à l'œil vigilant de l'administration. Qu'il me soit permis de former ici d'avance, le vœu sincère de voir un Conseil de salubrité la diriger dans bien des circonstances !

Je ne puis terminer cet avant-propos, sans remercier M. Brugière, chef du bureau de la mairie, de la bonté avec laquelle il a mis à ma disposition les registres de l'état civil, pour établir les mouvemens de la population à diverses époques. Je dois à son extrême obligeance le tableau comparatif de 1763 à 1788. J'ai aussi beaucoup de remercîmens à faire à M. Combes, ancien officier d'artillerie, pour le zèle qu'il a apporté à noter avec une sévère exactitude, pendant les trois années qui viennent de s'écouler, la constitution météorologique de chaque jour. Les cadres que je lui avais donné à remplir, ne laissent point de lacunes.

TOPOGRAPHIE

PHYSIQUE ET MÉDICALE

DE CUSSET.

CHAPITRE I.er

De la position relative et directe de Cusset.

CHEF-LIEU d'un canton riche et populeux qui faisait partie de l'ancienne province d'Auvergne, siége d'un Tribunal de première Instance, Cusset (1) est situé dans le 7.me climat, vers le 1.er degré 10 minutes 12 secondes de longitude orientale, et le 46me degré 2 minutes 20 secondes de latitude septentrionale (*Observatoire de Paris*) ; à 82 lieues de l'Océan,

---

(1) *Cuciacum , Cussetum* (Lamartinière) ; *Coussay, Cussi* (Mabillon) ; *Cuzey ,* lieu caché (étym. celtique).

68 de la Méditerranée, 100 des Pyrénées, 56 des Alpes, une demi-lieue de Vichy et de la rivière d'Allier, 12 lieues de Clermont, 12 N. E. de Moulins. Son élévation au-dessus du niveau des mers, est de 276 mètres ; sa population de 4,891 habitans. Il occupe, entre deux petites rivières qui coulent du S. E. à l'O., un emplacement dont la circonférence est de 1,650 mètres (abstraction faite des faubourgs), et le plus grand diamètre de 660. Sa forme est celle d'un pentagone irrégulier. Bâti sur un sol inégal, il est dominé de tous côtés, excepté à l'Ouest, par des collines dont l'élévation n'excède pas 100 mètres, et disposées de telle sorte, que les plus rapprochées semblent se continuer avec les faubourgs. Leur description trouvera naturellement sa place, lorsque je parlerai de leur constitution géologique et de l'influence des localités sur la salubrité publique.

De son origine. — La contrée où s'élève la ville, n'offre à l'observateur aucun monument, aucun souvenir d'anciens dominateurs. Les barbares du Nord, qui, après avoir anéanti la puissance romaine, occupèrent, pendant 32 ans, cette belle partie de l'Auvergne, détruisirent tout ce qui pouvait révéler sa splendeur passée. Ce fut alors, c'est-à-dire, au commencement du V.ᵉ siècle, que le farouche Thierry vint ravager notre malheureux pays,

(11)

et ne laissa, selon l'expression d'un écrivain du temps (1), que le sol qu'il ne put emporter.

Ce serait bien en vain que l'on chercherait à fixer l'origine de cette ville. Le voile épais qui la recouvre, s'étend jusqu'aux dernières années du IX.ᵉ siècle. L'étymologie de son nom *Cuzey*, qui signifie en langue Celtique *lieu caché*, exprime d'une manière très-heureuse, sa situation au milieu des montagnes qui la pressent de toutes parts. Il est vrai que les étymologies des noms provenant des langues anciennes, ne prouvent pas toujours l'antiquité des lieux qu'ils désignent. Cependant le grand nombre de mots *Celtes* (2) attachés à une foule de localités, et que l'on retrouve assez souvent dans le langage du peuple, sont de bien grandes probabilités pour croire que le pays a été habité avant la domination romaine. Une rai-

----

(1) Grégoire de Tours.

(2) Vernay : *vern*, aulne, aulnaye. Creuzier : *crozey*, creux, endroit où il y a des mares. Sichon, autrefois *chizon : chi* rivière, *cem* courbure. Barantan : *bar* coteau, *an* près, *tan* forêt. Grivat : *gri*, pierre, roc. *Va*, à la fin d'un mot, signifie toujours *lieu*. *Puy besseau : Puy* montagne, élévation ; *Besses* syn. *vaëss*, pâturages, lieux arrosés, humides. Nantille : *nant*, vallon ; *el*, *il*, petite colline. Accarrins : *ac* aigu, *careng* rocher ; etc. (Bullet, Davies, Rhesus ; *Recherches sur la langue Celtique.*)

son non moins forte en faveur de cette opinion, se déduit encore de la position avantageuse des lieux. Mais laissons là des conjectures auxquelles nous attachons d'ailleurs peu d'importance ; hâtons-nous de mieux remplir notre tâche , en présentant ici le sommaire chronologique des principaux événemens dont Cusset a été le théâtre depuis le IX.ᵉ siècle (seule époque historique de son origine), jusqu'à nos jours (1).

PREMIÈRE ÉPOQUE.

AN 826. — Simple métairie (2) dans le comté d'Auvergne , possédée par l'abbaye S.ᵗ-Martin-de-Nevers , Cusset est cédé à Emmenes en 886. Cet Évêque obtient de l'empereur Charles , la permission d y fonder une maison de religieuses (3), qu'il exempte de décimes, de cens et de toutes autres charges, moyennant

---

(1) *Delarbre*, dans sa Notice sur l'Auvergne , rapporte qu'Austremoine , premier évêque de Clermont , envoya, en 256, Saint Amandin prêcher la parole du Christ à Cusset. J'ai consulté les divers auteurs indiqués à l'appui de cette assertion ; j'avoue que je n'ai rien trouvé qui puisse la justifier.

(2) *Villa cuciacum* (Mabillon).

(3) *Cuciaci parthenonis origo* (Mab.).

la redevance annuelle d'une livre d'argent (1).

1100. — Vers l'an 1100 , il est compris dans l'hommage rendu par un des Archambaud , à l'Évêque de Nevers (2).

1236. — Hugues de Clermont érige le couvent en abbaye de Filles nobles , et lui fait accorder d'immenses priviléges. Il est défendu de violer cet asyle, sous peine de mort; loi rigoureuse, qu'on ne retrouve dans l'histoire d'aucun couvent. L'abbesse partage la justice avec le roi. Une église collégiale est élevée; elle est sujette à l'abbesse ; c'est elle qui nomme les douze chanoines qui doivent former le chapitre , etc.

1440. — GUERRE DE LA PRAGUERIE , DITE DU BIEN PUBLIC. — Le duc de Bourbon veut engager la ville dans la sédition. Les habitans répondent qu'ils serviront volontairement le Dauphin , mais jamais contre son père. Quelque temps après, ils se soumettent avec empressement au pouvoir du roi, lui livrent le château sur Iole, et les forts de la ville (3). Entrevue de Charles VII avec son fils et le duc de Bourbon. Le pardon qu'il leur accorde, termine heureusement la guerre. Il attend à Cusset qu'il

---

(1) *Ob libram unam argenti* (ibid.).
(2) Coiffier; *Histoire du Bourbonnais.*
(3) Mabillon , Maty, Legrand.

ait reçu des nouvelles certaines de la remise d'un grand nombre de forteresses occupées par les gens du duc de Bourbon. S'il faut en croire les chroniques du temps, Charles VII ne resta dans notre ville, que depuis le 25 juillet, jusqu'au 2 septembre.

1482. — Jean Doyat, ancien élu de Cusset, favori de Louis XI, gouverneur de l'Auvergne, achève aux dépens des pays voisins, les fortifications commencées vers le milieu du XIV.ᵉ siècle. Il fait de sa ville natale la place la plus importante de la Basse-Auvergne. Louis XI, par lettres-patentes du mois d'août, la déclare « ville royale du domaine de la couron- » ne, incommutablement inaliénable d'icelle. » Sa municipalité, sa milice, ses priviléges sont sous la sauve-garde immédiate du roi. Elle est le siége de deux bailliages (1).

1500. — « La ville a une forme carrée, » quatre portes, quatre grosses tours dont les » murs ont 20 pieds d'épaisseur; l'une d'elles » est propre à loger un roi. Il y a plusieurs ca- » semates et canonnières. Elle est enceinte de » grosses murailles qui ont douze pieds de large; » de vastes souterrains s'étendent d'une tour

______

(1) Chabrol, *Coutumes d'Auvergne ;* De Troy, Legrand.

» à l'autre ; de larges fossés remplis d'eau l'en-
» tourent de toutes parts et complètent son sys-
» tème de défense » (1).

1640. — La prevôté est réunie au bailliage.

1696. — Guérin de Champagnat , avocat au
parlement de Paris , fonde un hôpital, et lui
lègue une partie de ses biens (2).

DEUXIÈME ÉPOQUE.

DE 1789 JUSQU'A NOS JOURS. — L'histoire ac-
cusera peut-être un jour les habitans de Cusset , d'avoir embrassé avec trop de chaleur les
principes généreux qui semblaient les délivrer
à jamais du joug de l'Abbaye et de ses nombreux priviléges. Mais ce que sa sévérité ne
leur reprochera pas, c'est qu'au milieu de
l'agitation générale, ils surent échapper au
fléau destructeur qui ravagea la plus grande
partie de la France. Disons-le avec orgueil , la
guerre civile ne souilla point notre beau pays ,

----

(1) Nicolaï.

(2) On m'a assuré , et je n'ose le croire , que, dans
son testament, il a disposé d'une certaine somme en
faveur de l'instruction publique. Si cette clause existe ,
elle paraît entièrement oubliée. Son exécution , il est
vrai , empêcherait beaucoup d'individus d'aller mourir
à l'hôpital qu'il a fondé.

et le laboureur paisible put ouvrir ses sillons sans crainte que le soc ne découvrît les ossemens de ses parens ou de ses amis. Quelques victimes succombèrent sous les coups d'une liberté en démence..... Eh ! quelle ville, quel hameau, n'eurent pas, dans ces temps de désolation, et des bourreaux et des tables de proscription ! Puisse le voile le plus épais dérober à nos neveux ces souvenirs de douleur ! On ne saurait nier cependant, que cette terrible secousse n'ait été toute à l'avantage d'un pays écrasé sous le poids « de subsides si con-» sidérables, qu'à peine restait-il aux manou-» vriers les plus laborieux, de quoi atteindre » à une subsistance suffisante, » et où « le peu-» ple pauvre, paresseux, nonchalant (1) » était digne de toute la pitié du philosophe.

Depuis cette époque, qu'il nous est si difficile de retracer sans craintes, tout a changé d'aspect ; le travail n'effraie plus l'habitant, la terre ne lui promet plus d'inutiles richesses. Une vaste carrière est ouverte à toutes les intelligences, à toutes les émulations. Heureux celui qui sait la parcourir ! Déjà des ruisseaux, nouveaux pactoles, ont fixé l'industrie sur leurs

---

(1) Voir les géographies anciennes, et l'art. *Cusset, Enc. Méth.* (Robert, géographe du Roi, 1782.)

bords. De nombreuses fabriques s'élèvent de toutes parts, et la population, ce témoignage certain de la prospérité d'un pays, reçoit chaque jour un accroissement considérable. De vastes promenades, des jardins charmans, sont là où naguères de vieilles tours, entourées de larges fossés, rappelaient ; à chaque instant, leur triste inutilité. Une place (1), à la fois saine et agréable, occupe l'ancien cimetière. Des fontaines que l'utilité publique réclamait depuis long-temps, ornent les différens quartiers de la ville. Honneur au sage administrateur (2), qui, toujours occupé du bien-être des habitans, vient de leur donner ce nouveau gage d'une sollicitude toute paternelle ! Que la reconnaissance publique soit la douce récompense de son zèle et de ses soins !

ÉTAT ACTUEL DE LA VILLE. --- Cusset compte aujourd'hui 50 rues, 2 places publiques, 574 maisons et 950 feux ; ce qui donne pour terme moyen près de 8 individus et un peu moins de 2 feux par habitation. Quatre faubourgs répondent à ses anciennes portes : ce sont ceux de la Barge, de Saint-Antoine, des Capucins, du Pont de la Mère. Les deux premiers sont les plus considérables.

---

(1) Le marché aux chanvres.
(2) M. Bouquet, mai...

Il n'y a de monumens publics que la Tour de la Prison et les bâtimens de l'Abbaye. Ceux-ci servent maintenant de Halle , de Casernes , de Collége , etc. Ils n'offrent rien de remarquable.

Si la ville est peu agréable par l'irrégularité de ses rues , la vilaine architecture de ses maisons , il semble que la nature se soit plue à la dédommager, en lui donnant des environs de la plus grande beauté. Quel gracieux coloris! Quelle fraîcheur de paysage ! Ce ne sont pas ces proportions hardies, ce grandiose que l'on admire si souvent en parcourant les vallées de la Suisse. Ici , rien n'étonne, tout plaît , tout séduit; une élégante simplicité fait seule le charme d'un si joli tableau. Lieux enchanteurs qu'arrose le Sichon , il faudrait , pour vous peindre, les couleurs de l'Albane ! Aimables bords ! Ah ! qui pourra jamais s'éloigner de vous, sans désirer vous voir encore ?

MÉTÉOROLOGIE.

On conçoit aisément quelle doit être dans une topographie médicale, l'importance d'observations faites avec exactitude sur l'état météorologique de l'air ; nul doute qu'il ne constitue le climat d'une manière plus certaine que ne pourraient le faire les rapports astronomiques. J'ai réuni dans un même tableau , des observations recueillies pendant 24 ans , mais à des époques différentes. Les premières sont dues à feu M. le docteur Desbrets (1) ; elles sont de 1770 à 1780 (2). Les dernières ont été faites , d'après un plan plus exact , depuis 1824 jusqu'au mois de juillet 1827. Si ces deux séries méritent la plus grande confiance , il n'en est pas de même de celle de 1810 à 1821; elle offre un grand nombre de lacunes. Cependant, j'ai additionné les quantités indiquées de chaque mois correspondant de ces 24 années, et divisé le produit de cette addition par le nombre des mois , afin d'établir l'année moyenne. La méthode suivie par l'observatoire royal de Paris , est celle qui a servi de guide à mon travail sur le climat de Cusset. J'ai cherché , autant que possible , à ne pas m'en écarter.

JANVIER. — *Thermomètre* (3) : Maximum d'élévation + 8° 9 dixièmes, minimum — 5°, médium + 4° 4 dixièmes.

Baromètre : Maximum d'élévation 27 p. 6 lig., minimum 26 p. 6 lig. , médium 26 p. 10 lig.; jours beaux 7 , nuageux 16, pluie 12, neige 7, grêle 0, ton-

______

(1) Ancien Intendant des eaux de Châteldon.
(2) Mémoires de la Société royale de Médecine.
(3) Celui de Réaumur.

nerre o , brouillards 5; il tombe (1) 1 pouce 9 lignes de pluie; évaporation 10 lignes ; température froide et humide.

FÉVRIER. — *Thermomètre :* Maximum + 11° o, minimum — 4° 8 , médium 5° 3.

Baromètre : Maximum 26 p. 9 lig. , minimum 26 p. 2 lig., médium 26 p 6 lig.; jours beaux 8, nuageux 18, pluie 9, neige 2 , grêle o, tonnerre o, brouillards 5; il tombe 1 p. 6 lignes de pluie; évaporation 1 p. 4 lig. d'eau; température peu froide, mais humide.

MARS. — *Thermomètre :* Maximum 15°, minimum + 2° 4, médium 7° 5.

Baromètre : Maximum 27 p. 6 lig. , minimum 26 p. 6 lig. , médium 26 p. 11 lig.; jours beaux 13, nuageux 10, pluie 8, neige 2, grêle 1, tonnerre o , brouillards 6; il tombe 1 p. 4 lig. de pluie ; évaporation 1 p. 6 lig. d'eau; température très-variable.

AVRIL. — *Thermomètre :* Maximum 18°, minimum 2° 9 , médium 10° 3.

Baromètre : Maximum 27 p. 6 lig. , minimum 26 p. 8 lig., médium 27 p. 3 lig.; jours beaux 10, nuageux 15, pluie 10, neige 1 , grêle 1, tonnerre o, brouillards 3; il tombe 2 pouc. 5 lig. de pluie ; évaporation 2 p. 8 lig. d'eau; température assez froide, humide.

MAI. — *Thermomètre :* Maximum 20° 4 , minimum 5° 2, médium 13° o.

Baromètre : Maximum 27 p. 5 lig. , minimum 26

---

(1) Les observations hygrométriques n'ont été faites que pendant les trois années qui viennent de s'écouler.

p. 11 lig., médium 27 p. 2 lig. ; jours beaux 11, nuageux 14, pluie 9, neige 0, grêle 0, tonnerre 0, brouillards 1 ; il tombe 1 p. 8 lig. de pluie ; évaporation 2 p. 4 lig. d'eau ; température douce, un peu humide.

JUIN. — *Thermomètre :* Maximum 24° 6, minimum 9° 5, médium 16° 8.

Baromètre : Maximum 27 p. 9 lig., minimum 27 p. 4 lig., médium 27 p. 6 lig. ; jours beaux 12, nuageux 14, pluie 10, neige 0, grêle 1, tonnerre 3, brouillards 0 ; il tombe 2 p. 1 lig. de pluie ; évaporation 3 p. 4 lig. d'eau ; température assez élevée, humide.

JUILLET. — *Thermomètre :* Maximum 26° 6, minimum 10° 0, médium 19° 2.

Baromètre : Maximum 27 p. 6. lig., minimum 27 p. 1 lig., médium 27 p. 4 lig. ; jours beaux 15, nuageux 11, pluie 8, neige 0, grêle 0, tonnerre 3, brouillards 0 ; il tombe 1 p. 9 lig. de pluie ; évaporation 4 p. 5 lig. d'eau ; température élevée, sèche.

AOUT. — *Thermomètre :* Maximum 25° 6, minimum 9° 8, médium 19° 8.

Baromètre : Maximum 27 p. 10 lig., minimum 27 p. 4 lig., médium 27 p. 6 lig. ; jours beaux 17, nuageux 9, pluie 7, neige 0, grêle 0, tonnerre 3, brouillards 1 ; il tombe 1 p. 2 lig. de pluie ; évaporation 4 p. 8 lig. d'eau ; température rarement plus chaude que la précédente.

SEPTEMBRE. — *Thermomètre :* Maximum 21° 8, minimum 5° 4, médium 14° 9.

Baromètre : Maximum 27 p. 5 lig., minimum 26 p. 10 lig., médium 27 p. 4 lig. ; jours beaux 13, nuageux 11, pluie 11, neige 0, grêle 1, tonnerre 0, brouillards 2 ; il tombe 1 p. 9 lig. de pluie ; évaporation 2 p. 3 lig. d'eau ; température assez chaude, déjà humide.

OCTOBRE. — *Thermomètre :* Maximum 14° 2, minimum 4° 8 , médium 11° 8.

Baromètre : Maximum 27 p. 7 lig., minimum 26 p. 11 lig , médium 27 p. 0 lig. ; jours beaux 10, nuageux 11, pluie 10, neige 0, grêle 1, tonnerre 0, brouillards 8; il tombe 1 p. 8 lig. de pluie ; évaporation 1 p. 9 lig. d'eau; température douce, assez humide.

NOVEMBRE. — *Thermomètre :* Maximum 10° 0, minimum 2° 5, médium 7° 9.

Baromètre : Maximum 27 p. 6 lig. , minimum 26 p. 7 lig. , médium 26 p. 11 lig. ; jours beaux 6, nuageux 10, pluie 12, neige 1, grêle 0, tonnerre 0, brouillards 8 ; il tombe 2 p. 1 lig. de pluie. ; évaporation 1 p. 8 lig. d'eau ; température un peu froide, toujours humide.

DÉCEMBRE. — *Thermomètre :* Maximum 9° 8, minimum — 3° 6, médium 3° 5.

Baromètre : Maximum 27 p. 7 lig. , minimum 26 p. 9 lig., médium 27 p. 0 lig. ; jours beaux 5, nuageux 14, pluie 11, neige 3, grêle 0, tonnerre 0, brouillards 6 ; il tombe 2 p. 6 lig. de pluie ; évaporation 0 p. 10 lig. d'eau ; température froide et très-humide.

DES VENTS.

Quelles que soient la cause générale des vents et la manière dont ils s'opèrent, ils n'en ont pas moins l'influence la plus marquée sur l'économie animale. Déjà Hippocrate (1) avait remarqué qu'à certaines époques, l'air jouissait de qualités qui semblaient nuire à une foule d'individus , en développant des affections différentes, et qu'à ces mêmes époques , les vents soufflaient constamment d'un point déterminé. Il en avait conclu que c'était à eux qu'étaient dues, en grande partie , les maladies qui se montraient à chaque saison. Baillou, Sydenham (2) appuyèrent cette opinion de tout le poids de leur autorité.

L'étude des mouvemens de l'air peut donc offrir au médecin beaucoup d'intérêt ; il en tirera des inductions précieuses , par rapport aux maladies régnantes ou qui peuvent se présenter plus tard , et parviendra ainsi à s'assurer si elles sont ou non le résultat réel de la température.

---

(1) *Lib. de epid. ; de aere , aquis et locis , aphor.*
(2) *Opera medica.*

TABLEAU DES VENTS.

	Nord.	Nord-Est.	N.ᵈ-Ouest	Sud.	Sud-Est.	Sud-Ouest	Est.	Ouest.
Janvier. . .	9	5	3	5	2	2	2	3
Février. . .	5	5	3	6	3	1	4	1
Mars.	6	2	3	5	1	4	4	6
Avril. . . .	9	2	4	6	4	1	2	3
Mai.	8	3	5	2	1	3	2	7
Juin.	12	2	5	2	2	1	4	2
Juillet. . . .	9	2	3	8	-2	3	1	3
Août. , . . .	13	2	1	6	4	1	2	2
Septembre.	6	5	1	6	5,	2	3	2
Octobre. . .	6	3	4	7	4	1	1	5
Novembre. .	2	4	4	7	3	2	5	3
Décembre. .	7	2	3	7	4	1	3	4

Il est facile de connaître, d'après ce tableau, quels sont les vents dominans pendant chaque mois.

Le produit de leur addition donnera l'année moyenne. Ainsi, le Nord souffle 92 fois ;

le Sud , 67 ; l'Ouest, 41 ; le Nord-Ouest ,
39 ; etc.

Je regrette de ne pouvoir attacher une
grande importance aux observations dont je
viens de tracer le tableau; j'ai constaté des
faits, sans pouvoir déduire de leur examen au-
cuns résultats rigoureux applicables à la médecine. Il faudrait , sans doute, afin d'en tirer
un parti utile, les comparer, chacun en particulier , à l'état des choses du moment , à celui
qui a précédé et suivi ; mais la plupart des
matériaux que j'avais à ma disposition, ont
rendu ce travail impossible : et, d'ailleurs , comment faire la part de chacun des phénomènes
observés, comment parvenir surtout à la connaissance des causes qui les produisent ? Que
nous ont appris ces nombreux recueils de faits
météorologiques recueillis avec une exactitude
minutieuse , depuis nombre d'années ? Quels
progrès ont-ils fait faire à notre art ? Ce que
l'on sait aujourd'hui , on le savait au temps
d'Hippocrate , de Baillou, de Sydenham. Malgré les faibles secours et les moyens de pré-
cision peu exacts que leur prêtaient les sciences physiques , déjà ces grands observateurs
avaient apprécié toute l'influence de la température et des diverses modifications atmosphériques , sur la production des maladies et
les dispositions individuelles. Nous n'avons ,

il faut l'avouer , résolu aucune des difficultés qui se présentaient à eux : tout porte à croire qu'elles subsisteront long-temps , peut-être même toujours. Quoi qu'il en soit , il suffira de jeter un coup-d'œil sur les diverses séries d'observations qui précèdent , pour s'assurer que leur terme moyen s'éloigne beaucoup des conditions désirables. Et d'abord , il est incontestable que la pression atmosphérique n'exerce une action quelconque sur tous les êtres organisés. L'homme ne saurait s'y soustraire ; elle le presse de toutes parts d'un poids énorme (1). On s'étonnera sans doute qu'une augmentation ou une diminution dans le volume d'une telle masse , puisse le modifier , à moins de différences considérables dans ses rapports de densité ; rien cependant n'est plus exact. Les modifications ne dépendent pas , il est vrai , de l'augmentation de densité ; les effets en sont peu connus , et l'on conçoit à peine comment ils pourraient être nuisibles. Mais celles qui résultent de la diminution de la pression , de la rareté de l'air, sont bien autrement appréciables. Or , nous voyons ici que l'élévation moyenne du mercure dans le baromètre, est de 26 p. 8 lign. D'après cette don-

---

(1) 33,600 livres.

née ne sommes-nous pas en droit de conclure qu'ici la pression de l'air n'est pas assez considérable ; en d'autres termes , qu'il n'a pas assez de densité? L'explication de ces phénomènes se retrouve, je pense , dans l'humidité habituelle du pays, et dans son élévation au-dessus du niveau des mers.

C'est une erreur populaire accréditée partout, que de croire , lorsque le baromètre descend, que le temps est plus lourd : dans ce cas , l'air est évidemment moins pesant, plus rare. La gêne des mouvemens , le malaise que l'on éprouve, dépendent de ce que , sous une telle condition atmosphérique , nos organes dépourvus d'énergie, exécutent avec peine les fonctions qui leur sont confiées. La surface du corps est alors dans un état de turgescence due à la force expansive du calorique et à l'action de la vapeur. On sue au moindre mouvement ; et c'est principalement sur le système musculaire que cette action débilitante se fait sentir. Or , il n'y a réellement que nous , dans cette circonstance, qui soyons lourds , c'est-à-dire , moins propres aux mouvemens. Un air un peu dense , qui maintiendrait la colonne du mercure à quelques lignes au-dessus de 28 pouces , serait la pression la plus favorable à l'entretien de la vie.

La température moyenne de l'année est de +

11° (Réaumur) ; le froid moyen de + 1° 5, et la chaleur moyenne en été, de + 17°. Ces diverses données ne sont pas en rapport avec la latitude et l'élévation du sol ; elles dépendent évidemment de circonstances locales qu'il serait trop long de reproduire ici. Le thermomètre descend rarement à — 8° et ne dépasse presque jamais + 29°. Il est cependant quelques cas insolites, où on l'a vu descendre jusqu'à — 15° (1776 et 1778). On m'a assuré qu'en 1788, il descendit à — 17° ou 18.°, tandis que les années suivantes il s'arrêtait à — 7°. Il s'éleva, en 1811, jusqu'à + 29°. Au résumé, on peut dire qu'année commune, il y a un intervalle d'environ 53 degrés entre le maximum et le minimum d'abaissement et d'élévation du mercure dans le tube qu'il parcourt. Ce qu'il est surtout important de remarquer, ce sont les oscillations du thermomètre. Rien n'est moins rare que de le voir, à certaines époques, offrir jusqu'à 14 degrés de différence du matin au soir, et cela, quelquefois sous un même rumb de vent (1). Ainsi, aux mois de mars, d'avril et de mai, époques où l'on voit toutes les inégalités de tempéra-

---

(1) On se rappellera que je parle ici, d'après des observations que je n'ai pu prendre moi-même.

ture se manifester dans la même journée , il arrive assez fréquemment que le mercure parcourt dans 48 heures , 25 et même 28 degrés de l'échelle thermométrique.

Faut-il attribuer ce caractère d'instabilité assez curieux , dans le degré de latitude que nous occupons à l'exposition générale de notre climat , vers l'Occident et l'Océan ? Je le présume ; mais je ne me permettrai pas de décider. D'ailleurs , on conçoit aisément quelle funeste influence ces phénomènes exercent sur l'économie , et combien doivent être fréquentes les aberrations de santé qu'ils traînent à leur suite. Sans doute une température douce , uniforme , permanente , est un rêve heureux , qui ne saurait exister sans user promptement la vie; sans doute aussi , des modifications atmosphériques sont inévitables , nécessaires à l'équilibre des mouvemens organiques ; mais, tels que je viens de les signaler, des changemens aussi brusques seront toujours nuisibles , et pourront déterminer une foule d'affections différentes.

Il y a , pendant l'année entière, 127 jours beaux, 153 nuageux , 45 de brouillards , 117 de pluie : ce serait se former une idée inexacte, que de supposer autant de jours entièrement beaux , couverts , pluvieux , etc. , que ceux qui sont indiqués ici. Aussi, les proportions numériques qui en sont le résultat , ne sont-elles pas en rapport avec la somme annuelle des jours. On a dû regarder comme jours pluvieux, ceux qui ont donné de la pluie , quelle qu'en fût la quantité : une légère bruine , un orage passager ont suffi pour les désigner ; on pourrait même d'après cette considération, réduire peut-être au tiers le nombre des jours classés comme tels. Il ne sera pas inutile d'observer que le terme moyen des jours de pluie qui , de 1770 à 1780 , était de 129 , n'est plus aujourd'hui que de 116. Une telle diminution doit, sans doute, être attribuée aux nombreux dé-frichemens et à la destruction d'arbres et de forêts qui ont eu lieu depuis cette époque. Tout me porte à croire que le nombre de nos jours pluvieux est ordinairement en raison di-recte de la fréquence des vents d'Ouest et du Sud-Ouest ; ils s'avancent tièdes et chargés de vapeurs à l'Est et au Nord-Est, où ils trou-vent une longue suite de montagnes qui s'élè-vent au loin en amphithéâtre. L'air froid qu'ils rencontrent alors , les repousse en arrière , les condense , et doit favoriser singulièrement le passage à l'état de pluie, de l'eau qu'ils con-tenaient en dissolution. Je pense aussi que la plupart des phénomènes électriques observés, dépendent beaucoup de cette disposition parti-culière de notre pays. On a remarqué, en effet,

que les orages succédaient ordinairement à
des temps chauds , humides , pendant lesquels
régnait un de ces rumbs de vent.

Il tombe annuellement 22 pouces 2 lignes
de pluie (1). Quant aux brouillards, ils trouvent facilement leur explication dans l'exposition des lieux , la nature du sol , et les nombreuses eaux qui l'arrosent. Ils régnent ordinairement depuis le mois d'octobre jusqu'au
mois de mai; peu considérables , ils suivent le
plus souvent le cours du Sichon. Ceux qui sont
d'une grande étendue , persistent rarement
toute la journée , et se dissipent vers onze
heures ou midi. Le nombre des jours où on
les observe, est, ainsi que je l'ai dit plus haut,
de 39. Il arrive souvent qu'ils affectent l'odorat
d'une manière très-désagréable ; on ne sait à
quoi tient cette circonstance. Le terme moyen
des gelées blanches est de 21 ; il est peu d'années où elles ne soient nuisibles aux productions du sol.

Dans les 24 ans dont je donne ici le résultat , la grêle est tombée 28 fois. Le terme
moyen des orages est de 18: la foudre n'éclate
presque jamais sur la ville ; elle désole quelquefois les campagnes voisines.

____

(1) Terme moyen des trois dernières années.

On distingue ici les vents sous des noms en général peu connus. Je me dispenserai de les rapporter; il me suffira d'indiquer leurs qualités. L'Est, le Nord et le Nord-Est sont ordinairement secs et froids ; cependant ils troublent , dans quelques circonstances , la transparence de l'atmosphère. La neige qui recouvre , une grande partie de l'année , les hautes montagnes de l'Auvergne , de la Lozère et des Cevennes , etc., modifie plus ou moins la nature des vents du Sud ; on peut dire qu'ils sont, ainsi que ceux du Sud-Ouest , en général assez humides. Les vents occidentaux , qui nous arrivent de la partie nord de l'Océan Atlantique et de la Méditerranée , sont, dans toutes les circonstances , nécessairement humides. Ils possèdent cette qualité au plus haut degré , lorsqu'ils succèdent à une température froide; saturés d'humidité , ils la laissent alors précipiter facilement. Les modifications qu'ils éprouvent avant d'arriver à nous , ne sont pas suffisantes pour altérer leur nature.

On a cru remarquer le retour régulier de certains vents à des époques déterminées ; j'en ai en vain cherché la preuve dans les observations qui ont servi de base à mon travail. J'ai aussi obtenu un résultat négatif, lorsque j'ai voulu constater cette succession périodique que quelques physiciens , plus amis du merveilleux que de la vérité, ont prétendu établir pour d'autres météores atmosphériques. Il est vrai que, vers le solstice d'été, on trouve quelquefois indiquées des pluies, dont la durée est plus ou moins considérable (1). Cette prétendue périodicité que le calcul ne saurait atteindre, repose évidemment sur de fausses hypothèses et sur des combinaisons tout-à-fait illusoires. Cependant, il faut bien le dire, quelle confiance le peuple (2) n'accorde-t-il pas à ces sortes d'événemens, qui lui prédisent l'avenir de chaque saison, de chaque année ? Crédule par ignorance, il est plutôt frappé par une coïncidence fortuite, que par un grand nombre de discordances qu'il ne remarque pas ou qu'il oublie. Que lui importerait-il de savoir que les astronomes les plus habiles ne s'entendent pas encore sur le choix des positions de la lune, auxquelles il faut attribuer la plus grande influence, et que ses mouvemens font à peine varier le baromètre

---

(1) C'est ce phénomène assez généralement observé, qui a donné naissance au fameux proverbe attaché par la rime aux noms de Saint Médard et de Saint Barnabé.

(2) J'entends ici par ce mot, tous ceux dont l'esprit est peu éclairé, quels que soient leur rang et leur fortune.

d'un 36.ᵉ de ligne, cet astre ne serait pas moins à ses yeux le régulateur des temps, la cause nécessaire de leurs alternatives?

Jusques à quand ces fausses idées reçues, et une foule d'autres dont les conséquences sont bien plus graves, asserviront-elles la raison à des erreurs héréditaires?

CHAPITRE II.

Histoire naturelle.

SECTION I.re — RÈGNE MINÉRAL.

Dernières ondulations des montagnes du Forez
et de l'Auvergne, les collines primitives des
environs de Cusset, n'offrent plus, comme
celles-ci, des sommets élevés, des coupes abrup-
tes ; mais, au contraire, ces formes arrondies
qui succèdent aux grandes chaînes, quand
elles s'abaissent pour se confondre bientôt avec
la plaine. A leur pied, sur le bord de l'Allier,
et courant dans la même direction que lui,
un dépôt d'eau douce élevé au-dessus de son
niveau d'environ 6o mètres, devait primitive-
ment les border dans une grande étendue. Le
bassin où Cusset est bâti, n'existait pas alors;
tout porte à croire qu'il a dû son origine à des
courans, dont les petites rivières qui le traversent, seraient les restes, et qui, cherchant à
se frayer une route vers la pente où coule aujourd'hui l'Allier, parvinrent ainsi peu à peu
à surmonter l'obstacle que leur offraient ces
calcaires, et agrandirent ce bassin pour lui

donner sa forme actuelle. Les galets qu'on trouve à la surface du sol, les marnes peu épaisses, et les sables fins d'une puissance inconnue qui couvrent tout le fond de la vallée, viennent à l'appui de notre opinion, et montrent l'antique direction des courans, que remplacent, de nos jours, le Sichon et le Jolan, en n'occupant qu'une petite partie de leur lit. Les points de la vallée, dénudés par ces cours d'eau, ne présentent jamais des terrains calcaires marins ; mais, çà et là, des roches primitives. Ce sont des porphyres à pâte d'une couleur tantôt verdâtre (rives du Sichon, Saut de la chèvre), tantôt d'un brun-rouge peu foncé (rive droite du Sichon) (1), avec des cristaux de feldspath rose ou blanc, renfermant du quartz et du talc comme parties accessoires (montagne des Justices). Ces porphyres sont accompagnés d'une roche pétro-siliceuse rapprochée des eurites compactes (montagne des Justices), qui leur est inférieure, quoique le redressement des couches la fasse paraître supérieure. Sur la rive droite du Sichon, et après l'avoir remontée pendant une lieue, se trouve la montagne du Peyrou, formée des mêmes

----

(1) L'ignorance a pris pour de l'argent les cristaux de fer sulfuré que contiennent assez souvent ces porphyres.

roches mêlées à des schistes d'un gris foncé que traversent des veinules de quartz ; elle présente à son sommet un point volcanique très-peu considérable : des basaltes caractérisés par du péridot altéré ne laissent aucun doute sur leur origine ignée , et les rattachent probablement aux époques reculées de l'éruption des volcans d'Auvergne. On avait commencé à exploiter les schistes du Peyrou , comme ardoises ; mais on attribua leur peu de solidité à leur âge , et l'on pensa que 5o ans seraient suffisans pour leur donner la qualité qui leur manquait. On ignorait que, bien loin de les durcir , le temps ne ferait qu'ajouter à leur mauvaise nature. Fouiller plus profondément eût été plus sage , et de bonne ardoise aurait sans doute dédommagé des avances qu'il aurait fallu faire. Aux bords du Jolan , on retrouve encore les eurites compactes mêlées quelquefois à de petits blocs d'un quartz commun , rougeâtre , extrêmement dur. Les terrains qu'elles forment aux environs du pont de Genat, sont surtout remarquables par leur teinte grisâtre et leur aridité. On désigne vulgairement sous le nom de Malavaux, l'étroite vallée qui les sépare et les nombreux groupes qu'ils présentent.

Sur les roches primitives dont je viens de parler, sont venus se déposer des terrains d'eau douce. Parallèles à l'Allier , et courant comme lui du Sud au Nord , la ligne plus ou moins élevée qu'ils décrivent, borde cette rivière dans une grande étendue, et dans le sens le plus général de leur formation. Sa direction pour notre bassin est de l'Est à l'Ouest.

Ce dépôt d'eau douce composé inférieurement d'une marne grisâtre , endurcie, sans corps organisés, bords et lit du Sichon), présente à sa partie moyenne un calcaire compacte blanchâtre , avec des empreintes de feuilles , des ossemens fossiles d'oiseaux et de mammifères , parmi lesquels je citerai deux tibias (1) de jeunes cerfs , et une quantité considérable d'une hélice globuleuse qui ressemble beaucoup à l'*helix cocquii* (Brong.) , ou à l'espèce citée par M. Brongniart , à la suite de l'*helix Tristani* , et que M. de Tristan regarde , dans sa géologie du Gâtinais , comme l'état adulte de l'*helix Tristani* , mais qui se rapproche encore davantage d'une espèce décrite par M. Marcel de Serres , sous le nom d'*helix Draparnaldi* (2). J'ai rencontré aussi quelques fragmens de lymnées , qu'il m'a été impossible de déterminer. C'est dans ce cal-

----

(1) L'un gauche et l'autre droit ; ils paraissent avoir appartenu au même animal.

(2) Espèce indiquée dans la Statistique du département de l'Hérault ; pag. 579.

caire (au Vernay et entre Vichy et Cusset),
que M. de Drée a trouvé un petit crustacé
décrit par M. Desmarets, sous le nom de *cypris
faba* (1): il y paraît sous forme de grains brunâtres et luisans, et compose presque à lui seul
la masse de la roche. Ce calcaire est traversé
par des veines d'arragonite fibreuse.

La partie supérieure de cette formation offre
aux Creuziers des masses de chaux carbonatée
mamelonnée, déposée à la manière des stalag-
mites, et qui répand par le frottement une
odeur fortement bitumineuse. Elles sont ac-
compagnées de cette singulière concrétion calcaire de couleur blanc-grisâtre, se présentant
tantôt en masses irrégulières, tantôt en forme
de cylindres ouverts par un bout et fermés
par l'autre ; ou mieux, de cônes creux d'environ un pouce et demi de long sur cinq lignes
de diamètre total, et un peu plus d'une ligne
d'épaisseur. Ce fossile, que M. Bosc (2) a décrit
le premier, sous le nom d'*indusia tubulata*,
et qu'il regarde comme le travail de certains
animaux, dont le fourreau devait beaucoup
ressembler à celui des larves de friganes, n'a

---

(1) Desmarets; *Hist. des Crustacés foss.*, pag. 141,
pl. II, fig 8.

(2) Bosc ; *Journ. des Mines*, tom. XVII, n.° 401,
p. 397.

pas encore d'analogue connu (1). Son enveloppe renferme une grande quantité de petites coquilles du genre *Paludine;* elles sont courtes, renflées, turriculées, à quatre tours de spire, l'ouverture plus longue que large, la columelle lisse, etc.

Des silex résinittes, tout-à-fait identiques à ceux de Ménilmontant près Paris, se rapportent à cette formation. Je les ai souvent rencontrés dans les vignes de Doyat et sur la route de Vichy à Cusset.

Tous ces terrains d'eau douce sont recouverts d'une couche de marne d'un blanc-jaunâtre, variable dans son épaisseur. Elle atteint au bas de nos collines jusqu'à huit pieds de puissance, tandis qu'à leur sommet elle ne dépasse guère deux pieds. Elle est connue dans le pays, sous le nom de *terre forte.* C'est cette marne qui, mêlée aux débris organiques et brunie par eux, forme notre sol le plus fertile, tandis que le détritus de nos roches primitives, plus blanc, moins épais, moins tenace, présente à la végétation des circonstances moins favorables. Cette espèce de terrain est désignée ordinairement par le nom

---

(1) M. Bosc le rencontra, pour la première fois, en voyageant en poste sur la route de Saint-Gérand, où il est assez commun.

de *varennes* (1). Enfin, un terrain d'alluvion composé de galets de quartz d'une petite dimension, mêlés d'un peu de sable, recouvre dans le fond de la vallée les autres formations. Sa plus grande épaisseur connue est d'environ dix pieds. Il est surtout remarquable entre Sichon et Jolan, vers l'extrémité Est du faubourg de la Barge, etc.

EAUX MINÉRALES.

A la surface des terrains dont je viens d'esquisser la constitution géologique, on voit sourdre de nombreuses eaux, qui ont presque toutes une composition minérale très-prononcée : les seules qui aient fixé l'attention jusqu'à ce jour, et dont nous possédons d'ailleurs les plus belles analyses, sont celles de Vichy. Leur écoulement est de 259 m. 50 mill. cubes par jour (2). D'après un jaugeage exact qui a été fait, je crois, par M. Berthier, ingénieur des mines, on peut calculer qu'elles doivent fournir en sous-carbonate de soude, etc., 11 quintaux métriques par jour ; ce qui donne

---

(1) Du latin barbare *warenna*, qui signifie étendue de pays qui ne se laboure ni se fauche.

(2) Rose-Beauvais, architecte du bâtiment thermal. (*Note fournie à M. Longchamp*).

par au près d'un million de mètres cubes,
ou un kilomètre carré de substances salines
d'un mètre d'élévation. Comment se fait-il
qu'un résultat aussi important, aussi facile
à démontrer, n'ait pas encore engagé des spé-
culateurs à mettre à profit pour la fabrication
de la soude, la partie des eaux qui va se
perdre dans l'Allier ?

On ne doit pas s'attendre à trouver ici de
longs détails sur les eaux minérales de Vichy,
ou sur leurs propriétés médicales; le zèle et
l'habileté du médecin (1) qui les dirige, les
travaux chimiques (2) auxquels elles ont donné
lieu, les ont suffisamment fait connaître. L'établissement thermal est cité aujourd'hui, comme un des plus beaux de l'Europe. La protec-
tion dont une auguste Princesse l'environne,
la beauté du pays où il est situé (3), tout semble concourir à rendre plus brillante encore
son ancienne célébrité.

EAU DU CHAMBON (4). --- Il y a quelques années qu'une source abondante jaillit tout à

---

(1) M. le baron Lucas, premier médecin de Madame
la Dauphine, intendant des eaux de Vichy.

(2) Berthier, Vauquelin, Longchamp, Darcet.

(3) « Le pays seul me guérirait. » *Lett. de Sévigné.*

(4) On désigne, dans le pays, sous le nom de
Chambon, le littoral d'une rivière.

coup dans un jardin de Cusset, à quelques pas de la rive droite du Sichon. Persuadé d'avance que c'était une divinité bienfaisante qui l'envoyait, et qu'elle devait tenir en dissolution les remèdes à tous les maux, chaque malade accourut lui demander un soulagement à ses infirmités, un terme à ses douleurs. A quoi eût servi l'analyse, quand, de toutes parts, on criait au miracle ? Cet enthousiasme, hélas ! ne devait durer qu'un instant : bientôt l'urne salutaire ne versa plus qu'un flot inutile ; en vain avait-elle promis la vie, la foule impatiente se retira peu à peu. Quelques pierres grossièrement entassées, au milieu desquelles se trouve un tuyau qui conduit l'eau au dehors, tel est le modeste monument qui représente cette fontaine naguères si merveilleuse, et que mes recherches ne vengeront peut-être pas d'un injuste oubli.

Cependant, l'aspect seul des lieux que traverse cette eau, le dépôt de couleur jaune-ocracé qu'elle laisse à la surface des pierres sur lesquelles elle coule, m'avaient fait présumer d'avance qu'elles devaient être de l'ordre des *carbonatées ferrugineuses*. Son examen chimique a confirmé mon opinion. Soumise aux réactifs propres à faire reconnaître sa nature, et traitée par les procédés ordinaires de l'analyse, je l'ai trouvée renfermant de l'acide carbonique libre, de petites quantités de sous-carbonates, d'hydro-chlorates et de sulfates à base de soude et de potasse, des carbonates de chaux, de magnésie et de fer. Elle est limpide, inodore, d'une saveur styptique, légèrement acidule, et présente à sa surface, lorsqu'elle a reposé un peu de temps, une pellicule irisée. Sa température ordinaire est de 7° R. On voit que sa nature se rapproche de celle des eaux de Spa, à laquelle elle doit céder beaucoup, vu les proportions moindres de ses élémens. Placée dans des circonstances peu favorables (1), il doit, sans doute, exister des époques où la quantité de fer qu'elle contient, est plus considérable. Employée en boisson, elle pourrait être utile dans certaines maladies du foie et des reins, dans les catarrhes de la vessie, les leucorrhées chroniques, etc.

J'ai bien des raisons de croire qu'il y a sur notre sol d'autres sources minérales, dont on parviendra peut-être un jour à obtenir des résultats importans. Cependant, celle dont je viens d'indiquer l'analyse, ne saurait mériter l'oubli qui la menace.

---

(1) Elle sourd, ainsi que je l'ai dit plus haut, vers le bord du Sichon, à quelques mètres au-dessous d'un bac qui conduit l'eau à un moulin.

SECTION II. — RÈGNE VÉGÉTAL.

S'IL est vrai que l'homme peut soutenir toutes les pressions , vivre sous toutes les zones , en un mot, s'habituer partout , il n'en est pas ainsi du végétal : une condition nécessaire à son existence , est celle de se trouver dans des rapports constans d'organisation avec la nature du climat qui lui est propre. « Il ne peut supporter une pression » moitié moindre que celle actuelle (1). » Fixé au sol qui l'a vu naître , là seulement est sa patrie ; plus loin se trouvent les étroites limites que lui imposa la nature. Exilé , il traîne une vie languissante, ou finit par s'éteindre sans retour. Des observations nombreuses semblent prouver qu'il exerce à son tour une influence marquée sur le climat. Ainsi , lorsqu'on compare les faits qui se passaient , il y a plusieurs siècles , avec ceux dont nous sommes témoins , on est fortement porté à croire que la température s'élève en raison directe du défrichement des terres , du desséchement des marais et de la destruction des bois ; on dirait qu'elle s'attache aux pas de la civilisation. La Gaule

----

(1) Ramond ; *Mém. sur la formule barométrique.*

de César n'est plus la Gaule d'aujourd'hui. Tacite ne reconnaîtrait plus cette Germanie qu'il a si bien décrite. De vastes plaines, des campagnes fertiles, ont remplacé ces immenses forêts, sanctuaire mystérieux d'un culte barbare, qu'entouraient d'un stupide respect l'ignorance et la superstition. Les fleuves qui parcouraient ces empires, ne gèlent plus aussi fréquemment; une foule de végétaux qui ne pouvaient être naturalisés, y sont aujourd'hui fort communs.

Le bassin peu étendu où s'élève Cusset, offre une végétation dont les nuances sont à peine tranchées; on peut le comparer à un immense vase de fleurs rempli d'une terre à peu près homogène, exposé aux mêmes influences physiques, et dans lequel germeraient une multitude de graines différentes. Séduit par les richesses botaniques qui l'entourent, j'ai essayé de faire connaître la Flore de nos montagnes. Je regrette bien vivement que le peu de temps que j'ai mis à les parcourir, ne m'ait pas permis de présenter un tableau plus complet. Je n'ai pas indiqué les époques de floraison ; je me bornerai à dire qu'elles diffèrent à peine de celles du climat de Paris (1). Ce contact

____

(1) Voir le *Calendrier de Flore*, d'après M. de Lamarck (Richard).

d'époques sous une latitude qui n'est plus la même, est loin d'être une anomalie. L'élévation (1) de Cusset au-dessus dú niveau des mers, explique suffisamment pourquoi sa température moyenne s'éloigne si peu de celle de Paris (2). Or , personne ne sera tenté de nier que la condition la plus essentielle à la floraison et à l'habitation des plantes, ne soit évidemment la température.

I.ʳᵉ CLASSE. --- VÉGÉTAUX CELLULAIRES
OU ACOTYLÉDONES.

A. Acotyl. Aphylles.

ALGUES. — Plusieurs conferves à la surface des eaux dormantes; peu de variétés dans les espèces.

CHAMPIGNONS. — Cette nombreuse famille, dont on retrouve près de 24 espèces dans nos prairies , sur la pente de nos coteaux, etc. , est extrêmement impor-

---

(1) Il résulte d'observations exactes, que 190 mètres d'élévation influent sur le terme moyen de la température, à peu près autant qu'un degré de latitude de plus au Nord.

(2) Paris n'est élevé que de 40 mètres au-dessus de l'Océan. Placé dans les caves les plus profondes de Cusset, inaccessibles à la lumière , le thermomètre se maintient à 11 degrés 4 dixièmes ; à Paris, son élévation moyenne est de 10° 2. On sait aujourd'hui, que ce procédé très-simple fait connaître , à quelques fractions près, la température moyenne d'un lieu.

tante à connaître. Les uns servent d'alimens ; les autres sont des poisons subtils : je ne parlerai que de ces derniers. *Agaricus annularius* (nom vulgaire, tête de Méduse). Ce champignon vient par groupes composés quelquefois de 40 à 50 individus, et se développe, soit à terre, soit sur les vieilles couches. Sa couleur est fauve-roussâtre. Son stipe est charnu, cylindrique, haut de trois à quatre pouces, écailleux dans sa partie supérieure où se trouve un collet annulaire, concave et redressé. Le chapeau est convexe, mamelonné à son centre, un peu écailleux, large d'environ trois pouces ; ses lames sont inégales, d'abord blanches, puis un peu brunâtres. Je l'ai rencontré, dans le mois d'octobre, vers les bords du Jolan, aux environs de Genat et au-dessous de Presle. Il est extrêmement vénéneux. *A. muscarius.* (fausse oronge, attrape-mouches). Il paraît d'abord sous la forme et avec l'aspect d'un œuf. Son volva est blanc, mais ne recouvre qu'incomplétement la totalité du chapeau ; ce qui le distingue du champignon oronge (*A. aurantiacus*). Il est d'une couleur rouge-orangée fort éclatante, tachetée de plaques jaunâtres irrégulières, nommées verrues. Son pédicule et ses lames sont blanches et non jaunes ; ce caractère sert encore à le distinguer de l'oronge. Cette espèce est en général la plus commune et l'une des plus meurtrières de toutes. Il n'est pas rare de la trouver dans les prairies qui conduisent aux Bartins. Une espèce que l'on rencontre trop souvent, et qui peut donner lieu aux accidens les plus graves, est l'*A. bulbosus* ou amanite vénéneuse. La variété la plus répandue, et qui semble se plaire sur le penchant ombragé des coteaux qui conduisent au Puy de la Garde, est l'amanite bulbeuse blanche, *agaricus bulbosus vernus* (Bull.) ou oronge ciguë blanche de Paulet. Elle est blanche dans toutes ses parties, et ressemble singulièrement au champignon de couche (*a. campestris*). On évitera cette méprise, en songeant que le champignon de couche n'a ni vulve, ni volva à la base de son pédicule, que ses lames sont toujours roussâtres et jamais blanches, et qu'enfin son chapeau ne porte point de verrues (Richard, *Bot. Méd.*). Règle genérale : rejeter les champignons dont l'odeur et le goût sont désagréables, la chair mollasse et aqueuse ; ceux qui croissent dans les lieux ombragés humides, qui se gâtent avec facilité; ceux dont le goût est amer, astringent ou trop poivré, et qui changent de couleur quand on les entame. Soins à remplir dans l'empoisonnement par les champignons: administrer, lorsque les accidens sont encore peu intenses, un vomitif, ou mieux un éméto-cathartique, composé de 3 à 4 grains de tartrate de potasse antimonié, ou de 24 grains d'ipécacuanha et d'une once de sel de Glauber; réitérer ce médicament au bout d'un quart d'heure, s'il n'y a pas eu d'évacuations, insister sur les purgatifs et les lavemens de même nature. Lorsque les champignons ont été avalés depuis long-temps, et que l'on soupçonne qu'ils sont arrivés dans les intestins, il faut, dit le professeur Orfila, donner, de quart d'heure en quart d'heure, une cuillerée à bouche d'une potion faite avec une once d'huile de ricin et une once et demie de sirop de fleurs de pêcher, et administrer un lavement composé de casse, de séné et de sel d'Epsom. Si ces moyens ne réussissent pas, on aura recours aux lavemens de tabac, etc.

Hyproxilons. — Ils tiennent le milieu entre les lichens

et les champignons, et vivent presque tous sur l'écorce de nos arbres.

Lichens. — On les trouve en abondance sur les rochers , sur l'écorce des arbres où ils forment des lignes qui, en se croisant dans des directions différentes , semblent exprimer des signes hiéroglyphiques.

B. Acotyl. foliacés.

Hépatiques. — Elles ont à peu près le même aspect que les mousses , et se montrent dans les mêmes lieux, mais en moins grande quantité.

Mousses. — Cette jolie famille dont se recouvrent la plupart de nos rochers, les lieux frais et ombragés , les vieux murs, etc., offre dans nos environs une grande variété d'espèces.

II.ᵉ CLASSE. --- VÉGÉTAUX VASCULAIRES OU COTYLÉDONES.

I.ʳᵉ SOUS-CLASSE — ENDOGÈNES OU MONOCOTYLÉDONES.

A. Cryptogames.

Fougères. — Famille très-répandue. Les espèces les plus communes sont : le *polypodium vulgare* (polypode de chêne), sur les vieux murs; *polystichum filix-mas* (fougère mâle), très-commune en remontant le Sichon ; *asplenium ruta-muraria* (doradille, rue des murailles), *adianthum capillus veneris* (capillaire) , *scolopendrium officinale* (scolopendre), se trouvent en abondance au bord de nos puits, le long des ruisseaux, etc.

Équisétacées. — *Equisetum* (prêle, queue de cheval), deux à trois espèces. Mêmes stations que les précédentes.

B. Phanérogames.

GRAMINÉES. — Elles couvrent une grande partie de nos
coteaux et du bassin de Cusset. Ce sont pour les terrains incultes, les espèces suivantes : *anthoxanthum
odoratum* (flouve odorante), *alopecurus pratensis*
(vulpin des prés), *a. agrestis* ; *phleum pratense* (fléau
ou fléole), *p. nodosum* ; *phalaris bulbosa* (alpiste),
dans les prés; *panicum* ou *panis*, cinq à six espèces ;
p. viride, *p. crus galli*, dans les prés, dans les champs;
p. sanguinale, sur les coteaux qui bordent le Sichon ;
agrostis rubra, *a. stolonifera* , plaine des Bartins, sables du Sichon ; *stipa pennata*, *s. capillata*, sur nos
coteaux; *lagurus ovatus*, *l. cylindricus* (vulg. queue
de lièvre), *melica ciliata* (mélique), dans les prés,
sur les bords des chemins; *andropogon gryllus* (bar-
bon), sur le bord des vignes, au Saut de la chèvre;
œgilops ovata (égilope), très-commune partout ; *aira
cespitosa* (canche à gazon), *dactylis glomerata* (dac-
tylie), dans les prés ; *lolium perenne* (ivraie), *l.
temulentum*, dans les champs cultivés , sur les bords
des chemins, espèces très-communes; *bromus* (brome,
droue), *b. secalinus*, *b. squarrosus* , *b. sterilis*, *b.
arvensis* (Bartins , ville aux Juifs); *festuca ovina* (fes-
tuque; *fest* aliment en celtique), *f. duriuscula*, *f.
bromoïdes*, sur les coteaux des Grivats, des Accarins;
poa (paturin), *p. angustifolia*. *p. pratensis*, *p. annua*,
dans les prés, sur les bords des chemins; *brisa* (amou-
rette) *b. maxima*, *b. media*, sur nos coteaux et
dans les prés, parmi les blés; *triticum repens* (chien-
dent), extrêmement commun. On cultive les espèces
suivantes : *Hordeum vulgare* (orge), *secale cereale*
(seigle), *avena sativa* (avoine), *zea* (maïs, vulg.

blé de Turquie), *triticum sativum* (froment), *panicum miliaceum* (millet).

Joncées. — Plusieurs espèces (fossés, endroits humides, bords des routes).

Colchicacées. — *Colchicum automnale* (tue-chien); ses bulbes contiennent un principe âcre, stimulant, essentiellement vénéneux, que MM. Pelletier et Caventou ont nommé *vératrine*. Les fleurs de cette plante sont purpurines, rosées, paraissent au mois de septembre, long-temps avant ses feuilles; elles sortent de la terre au nombre de 5 à 6. Les feuilles ne se montrent qu'en hiver après la chute des fleurs (1). Cette espèce se montre surtout dans les prairies du moulin de Prêle et des Bartins. Je l'ai rencontrées pt à huit fois. On l'a rejetée de la matière médicale

Liliacées. — Dans les champs, dans les prés, dans les jardins, on rencontre : *muscari racemosum* (vulg. coucou); *ornithogalum luteum*, *o. umbellatum* (vulg. dame-de-onze-heures); *asparagus officinalis* (asperge), *paris quadrifolia* (parisette, vulg. r. de renard); *ruscus aculeatus* (houx), dans les Malavaux; *polygonatum multiflorum* (muguet, sceau de Salomon), plusieurs variétés; *allium cepa* (oignon), *a. sativum* (ail), *a. porrum* (porreau); *lilium candidum* (lis); *tulipa suaveolens* (la tulipe); *hyacinthus orientalis* (jacinthe), plusieurs variétés.

Amaryllidées. — *Narcissus poeticus* (narcisse, perce-neige), *n. bicolor*, *galanthus nivalis*, communs dans les prés et les jardins.

---

(1) Richard, Bot. Méd.

(53)

Iridées. — *Iris germanica*, sur les vieux murs du jardin de l'hôpital, cultivé.

Orchidées. — Un grand nombre d'espèces différentes habite nos prairies et les coteaux ombragés du chemin de Prêle. Leurs fleurs diversement coloriées offrent un aspect très-agréable.

Aroidées. — *Arum dracunculus* (serpentaire) se trouve dans les lieux frais, ombragés. J'ai trouvé l'*a. maculatum* (*maculis candidis*), et l'*a. vulgare non maculatum*, sur le chemin des Couteliers; ils fleurissent au mois de mars; leur racine a une propriété purgative tellement intense, qu'on l'a regardée long-temps comme vénéneuse. Desséchée et torréfiée, elle pourrait dans un temps de disette servir d'aliment.

2.ᵉ SOUS CLASSE. — EXOGÈNES OU DICOTYLÉDONES.

A. Périanthe simple.

Conifères. — *Juniperus communis* (genevrier) , montagne des Justices, Malavaux.

Juglandées. — *Juglans regia* (noyer), très-commun.

Cupuliférées. — *Quercus robur* (chêne); *corylus avellana* (noisetier), 4 variétés; *castanea vulgaris* (châtaignier), *fagus sylvatica* (fau, hêtre), espèces en général très-communes dans nos environs.

Salicinées. — *Salix* (saule), 2 ou 3 espèces; *populus alba* (peuplier), *p. tremula* (tremble), *p. nigra*, espèces en général très-communes.

Bétulacées. — *Betula alba* (bouleau), *b. alnus* (aulne verne), extrêmement communs.

Ulmacées. — *Ulmus campestris* (orme), *u. pu-*

mita, très-communs dans les haies, sur les bords des chemins.

Urticées. — *Ficus carica* (figuier); quelques variétés sont cultivées dans les jardins : *morus alba* (mûrier); on a abandonné sa culture : *parietaria officinalis* (pariétaire), *p. judaïca ;* on les trouve assez communément le long des murs : *cannabis sativa* (chanvre), abondant; *urtica urens, u. dioïca,* très-communes ; *humulus lupulus* (houblon), dans les haies.

Euphorbiacées. — *Euphorbia* (euphorbe), genre très-nombreux en espèces, sur les bords des chemins, dans les jardins , sur nos coteaux ; *mercurialis annua* (mercuriale), dans les jardins et les champs ; *buxus sempervirens* (buis), puy de Lagarde ; *ricinus communis* (ricin), 3 à 4 pieds de hauteur, se trouve dans quelques jardins.

Aristolochiées. — *Aristolochia clematitis* (aristoloche clématite), commune sur les bords des vignes, dans les haies des jardins; *asarum europœum* (cabaret), très-commun dans les environs du Vernay.

Thymélées. — *Daphne laureola* (lauréole), *d. mesereum* (garou, bois-joli) , bois de l'Ardoisière et du Vernay.

Polygonées. — *Polygonum bistorta* (bistorte ordinaire), dans les prés de la montagne; *p. hydropiper* (persicaire poivrée), fleurs rouges , purpurines, le long du Sichon , aux Couteliers; *p. aviculare,* plus commune que la précédente ; *p. fagopyrum* (blé noir, sarrasin) , cultivé dans plusieurs endroits; *rumex patientia* (patience), *r. acetosa* (oseille longue), espèces très-répandues.

(55)

CHÉNOPODÉES. — *Atriplex hortensis* (arroche , vulg. bonne-dame); *spinacia inermis* et *s. spinosa* (épinards); *beta vulgaris* (bette , poirée , carde , betterave).

AMARANTHACÉES. — *Amaranthus blitum* (amarante-blette), espèces cultivées dans les jardins.

PLANTAGINÉES. — *Plantago* (plantain), 4 espèces extrêmement communes.

B. Périanthe double.

1.° Corolle monopétale.

a. Corolle hypogyne.

VERBENACÉES. — *Verbena officinalis* (verveine , herbe sacrée) fleurit en été , croît dans les jardins , au bord des haies , est très-répandue

LABIÉES. — C'est une des plus belles et des plus nombreuses familles qui vivent sous notre climat. Les espèces que l'on trouve, le plus souvent, sur nos coteaux, dans nos jardins, etc. , sont : *ajuga reptans* (bugle), *rosmarinus officinalis* (romarin), *salvia pratensis* (sauge), *mentha* (menthe), plusieurs espèces; *teucrium* (germandrée), 2 espèces; *hyssopus officinalis* (hyssope), *satureia hortensis* (sariette), *nepeta cataria* (herbe aux chats) , *lavandula stechas* (lavande), *glechoma hederacea* (lierre terrestre), *lamium album* (ortie blanche), *betonica officinalis* (bétoine), *origanum vulgare* (origan), *thymus serpillum* (thym , serpolet), *melissa officinalis* (mélisse), *marrubium vulgare* (marrube) , *clinopodium vulgare* (clinopode), *brunella vulgaris* (brunelle), *ballota nigra* (ballote , marrube puant), *scutellaria galericulata* (toque), peu commune; *ocymum ba-

siticum (basilic cultivé), *leonurus cardiaca* (cardiaque), *l. marrubiastrum.*

Scrophulariées. — *Scrophularia* (scrophulaire), 4 espèces, bords des ruisseaux, moulin d'Arcin ; *veronica* (véronique), espèces nombreuses, dont les unes se plaisent sur nos coteaux, les autres dans les prairies ; *gratiola officinalis* (gratiole), aux environs de Genat ; *digitalis purpurea* (digitale) : je n'ai rencontré que deux individus de cette espèce, au puy de la Garde et vers les coteaux des Grivats : *euphrasia odontites*, vignes des Creusiers ; *antirrhinum orontium* (muflier) ; on le trouve abondamment dans nos vignes, dans les champs, etc.

Solanées. — *Solanum dulcamara* (douce-amère), *s. nigrum.* Ces deux espèces sont si répandues, qu'il est impossible de leur assigner telle ou telle localité ; elles n'ont pas les propriétés délétères que les Anciens leur avaient attribuées. *Physalis alkekengi* (alkékenge, coqueret), commun dans toutes les vignes ; *verbascum thapsus* (bouillon-blanc, molène), se trouve fréquemment sur les bords des chemins, aux Couteliers, etc. ; *hyoscyamus niger* (jusquiame noire), commune sur les bords des chemins, murs des Capucins ; *datura stramonium* (pomme-épineuse), rare. Je l'ai trouvé en fleur au mois de juillet, près Venise (1).

Borraginés. — *Anchusa italica*, *pulmonaria officinalis* (pulmonaire), dans les jardins, sur les bords des chemins ; *cynoglossum officinale* (langue-de-chien), *borrago officinalis* (bourrache), *echium vulgare*

---

(1) Faubourg Saint-Antoine.

(vipérine); mêmes stations ; *symphytum officinale* (consoude), dans les prés.

Convolvulacées. — *Convolvulus* (liseron); *c. arvensis*, *c. sepium*. Ces deux espèces sont assez communes ; on les trouve, à chaque pas, dans les haies, dans les champs.

Gentianées. — L'espèce la plus commune de cette famille est le *chironia centaurium* (petite centaurée); on la trouve partout, elle étale ses fleurs roses aux mois de juillet, d'août ; *menyanthes trifoliata* (menianthe, trèfle d'eau) croît abondamment à la surface de nos étangs, vers les bords des ruisseaux, etc.; *anagallis phœnicea* (mouron), très-commun.

Apocinées. — *Vinca major* (pervenche), dans les bois du Vernay.

Jasminées. — *Lilac* (lilas), 2 espèces, cultivées dans les jardins d'agrément ; *fraxinus excelsior* (frêne ordinaire), assez rare ; *jasminum fruticans* (jasmin), espèce très-répandue ; *ligustrum vulgare* (troène) se trouve dans beaucoup de haies ; *chionanthus virginica* (chionanthe, fleur de neige), cultivé dans quelques jardins.

b. Corolle périgyne,

Éricinées. — *Arbutus, uva ursi* (arbousier, busserole ; raisin-d'ours), près l'Ardoisière.

Vacciniées. — *Vaccinium myrtillus* (airelle), aux environs de Molles et dans le bois de Sarrayet.

Cucurbitacées. — *Bryonia dioïca* (bryone, vigne blanche) se trouve assez fréquemment dans les haies, les jardins, derrière le boulevard de l'hôpital ; *cu*-

cumis colocynthis (cucumère, coloquinte), cultivée dans les jardins ; *c. melo* (melon), nombreuses variétés cultivées ; *c. sativus* (concombre), de même; *cucurbita maxima* (courge), jardins; *c. pepo* (potiron, citrouille), champs et jardins.

Campanulées. — *Prismatocarpus speculum* (miroir de Vénus), *campanula glomerata*, dans les prés, dans les champs, parmi les blés ; *c. hœderacea*, rochers des Couteliers ; *phyteuma spicata* (raponcule), *p. orbicularis*, mêmes stations, montagnes du Reposeau ; *jasione montana* (jasione, vulg. campanule), rochers de la rive droite du Sichon.

Synanthérées. — 1.° Cynarocéphales. — *Carduus* (chardon), 8 à 9 espèces, bords des chemins, terres incultes ; *lappa major* (bardane) se trouve presque partout ; *centaurea paniculata, c. scabiosa, c. amara*, sur nos coteaux; *c. cyanus* (bleuet) abonde dans les champs parmi les blés ; *cynara scolymus* (artichaut), jardins potagers.

2.° Corymbifères. — Cette grande tribu de la famille des synanthérées, offre l'*anthemis nobilis* (camomille), *a. arvensis, a. cotula*, très-communes dans les champs. La première espèce est plante d'ornement dans nos jardins. *Achillæa ptarmica* (herbe à éternuer), *a. millefolium* (millefeuille), très-commune dans toutes nos prairies ; *artemisia vulgaris* (armoise), trois variétés communes sur nos coteaux pierreux; *tanacetum vulgare* (tanaisie), haies, bords des vignes; *matricaria* (matricaire), *m. chamomilla, m. suaveolens, senecio vulgaris* (sénéçon), *filago germanica* (filage), communes partout ; *calendula arvensis*, (souci), *c. officinalis*, champs, jardins ; *arnica montana* (bétoine des montagnes), coteaux de Nantille ; *inula montana* (aunée) , le chambon , la Motte , etc. , *tussilago farfara* (pas d'âne), aux prés Ferrés , etc.

3.º Chicoracées. — *Taraxacum dens leonis* (pissenlit), *lactuca sativa* (laitue), *sonchus oleraceus* (laitron), *scorzonera hispanica* (scorzonère), *tragopogon pratense* (salsifis), *cicorium intybus* (chicorée), espèces cultivées dans les jardins ; *crepis* (crépide), plusieurs espèces ; *hieracium pilosella* (épervière), *picris hieracioïdes*, coteaux du Sichon , Malavaux.

Dipsacées. — *Scabiosa arvensis* (scabieuse), extrêmement commune.

Valérianées. — *Valerianella olitoria* (valériane), communes dans nos jardins et nos vignes.

Rubiacées. — *Asperula arvensis* (petit muguet) croît dans les jardins ; *galium verum* (caille-lait), *valantia cruciata* (croisette), dans les haies , parmi les buissons.

Caprifoliacées. — *Lonicera* (chèvre-feuille), 3 à 4 espèces , jardins , bois de nos montagnes , haies; *sambucus ebulus* (yèble), *s. racemosa*, bois de l'ardoisière , espèces moins communes que le *s. nigra* que l'on trouve partout ; *cornus mascula* (cornouiller), *hedera helix* (lierre), *viburnum tinus* (viorne), très-communs.

2.º Corolle polypétale.

a. Pétales périgynes.

Ombellifères. — Les unes habitent les champs , les bords des chemins , les lieux secs et arides ; les autres , au contraire , les lieux frais et humides , les jardins. Les

principales espèces sont : le *pastinaca sativa* (pa‑
nais), *anethum fœniculum* (anet , fenouil), *œgo‑
podium podagraria* (petite angélique sauvage), *pim‑
pinella saxifraga* (boucage), *carum carvi ; cicuta
virosa* (ciguë), très-commune ; *chœrophillum syl‑
vestre* (cerfeuil), *angelica sylvestris* (angélique
des prés), *phellandrium aquaticum* (fenouil d'eau,
millefeuille aquatique), *apium petroselinum* (persil),
a. graveolens (céléri), *œthusa cynapium* (ciguë des
jardins), *daucus carota* (carotte), *eryngium cam‑
pestre* (chardon-Roland).

Ribésiées. — *Ribes nigrum* (cassis), *r. rubrum*
(groseillier rouge) , jardins, haies.

Portulacées. — *Portulaca oleracera* (pourpier) ,
très-commun , jardins, champs.

Rosacées. — Jolie famille dont le groupe nombreux
contient toutes les plantes qui ont des rapports d'orga‑
nisation avec la rose. Elle est en général si connue,
que je me bornerai à énumérer ses principales espè‑
ces, sans indiquer leurs stations ordinaires. On les ren‑
contre presque toutes dans nos jardins et dans les lieux
cultivés. *Rosa cinnamomea, r. spinosissima, r. vil‑
losa, r. gallica, r. canina* (cynorhodon, gratte-cul),
r. alba, malus communis (pommier) , *pyrus commu‑
nis* (poirier), *p. cydonia* (coignassier), *mespilus
germanica* (néflier), *armeniaca vulgaris* (abricotier),
sorbus domestica (sorbier), *cratœgus torminalis*
(alisier), *fragaria vesca* (fraisier), *rubus idœus*
(framboisier), *agrimonia eupatoria* (aigremoine) ,
sur les bords des chemins; *geum urbanum* (benoite),
moulin d'Arcin; *cerasus juliana* (cérisier), *prunus
domestica* (prunier).

LÉGUMINEUSES. — *Ononis* (bugrane, arrête-bœuf), *o. arvensis, o. parviflora; genista scoparia* (genêt), montagne des Justices, Viermeux; *metilotus officinalis* (mélilot), couleurs variées; *trifolium* (trèfle), onze espèces, prairies; *pisum sativum* (pois), cultivé; *p. arvense*, dans les champs; *phasœolus vulgaris* (haricot); *medicago* (luzerne), 4 espèces; *faba vulgaris* (fève), *vicia* (vesce); parmi les huit espèces que l'on rencontre fréquemment dans tous nos environs, une seule est cultivée, *vicia sativa; ervum lens* (lentille), plusieurs espèces; *cicer arietinum* (pois-chiche), cultivé; *onobrychis sativa* (sainfoin), cultivé; *coronilla glauca, colutea arborescens* (baguenaudier), *ornithopus scorpioïdes* (pied-d'oiseau), communs dans les haies; *glycyrrhiza glabra* (réglisse), cultivée dans quelques jardins; *robinia pseudo-acacia*, plusieurs espèces.

6. Pétales hypogynes.

BERBÉRIDÉES. — *Berberis vulgaris* (épine-vinette), très-commun dans les haies.

PAPAVÉRACÉES. — *Papaver* (pavot) , *p. rhœas* (coquelicot), *p. somniferum*, cultivé dans tous les jardins , 7 à 8 espèces; *chelidonium majus* (chélidoine) croît sur les vieux murs; *fumaria officinalis* (fumeterre), très-commune partout.

CRUCIFÈRES. — *Raphanus sativus* (raifort); *brassica oleracea* (chou), *b. rapa, b. napus*, cultivés; *b. eruca* (roquette), auprès des granges , à la campagne , sur les vieux murs; *turritis glabra*(tourette); *cardamine* (cardamine), 2 espèces; *sinapis arvensis* (moutarde), *hesperis matronalis* (julienne), *erysimum officinale* (herbe au charpentier) , *e. alliaria*, communs sur nos coteaux ; *sysimbrium nasturtium* (cresson de fontaine), *cochlearia officinalis* (herbe aux cuilliers), *c. draba*, chemin de Mesdames, au bord du ruisseau ; *alyssum campestre* (corbeille d'or), *iberis amara* (ibéride), *i. nudicaulis* , *isatis tinctoria* (pastel), *myagrum sativum* (cameline, vulg. attrape-mouche) ; toutes ces espèces fleurissent en général dans les champs cultivés , et sont fort communes.

Capparidées. — *Reseda phyteuma* , *r. lutea* , *r. luteola* , dans les lieux incultes, bords des chemins, etc.

Hypéricinées. — *Hypericum* (millepertuis), 2 espèces, prairies, pelouse du Saut de la chèvre, etc.

Vinifères. — *Vitis vinifera* (vigne); dix à douze variétés ont reçu des noms particuliers qu'il me serait difficile de rappeler ici.

Géraniées. — *Geranium* (géranion) , *g. columbinum, g. phœum, g. pratense, g. robertianum* (herbe-à-Robert) , *g. lucidum , g. rotundifolium* , sur les murs, dans les lieux incultes , aux bords des chemins ; *erodium moschatum* , dans les jardins ; *e. cicutarium ; impatiens basamina* (balsamine), *tropæolum majus* (capucine); ces deux espèces croissent dans les jardins ; *oxalis acetosella* (surelle, pain de coucou, alleluia), Couteliers, etc.

Violariées. — *Viola* (violette), 4 espèces fort communes dans les jardins, les prés, aux bords des haies.

Cistées. — *Helianthemum fumana*, Malavaux, Ardoisière ; *h. vulgare*, coteaux du Vernay et des Grivats.

Linées. — *Linum tenuifolium , l. catharticum,*

eommuns dans les prés , et surtout aux environs de puy Besseau et des Garets.

CARYOPHYLLÉES. — *Dianthus caryophyllus* (œillet), 5 espèces extrêmement répandues ; elles font l'ornement de nos rochers (puy la Garde, Couteliers), et des jardins où l'on cultive les espèces les plus précieuses. *Saponaria officinalis* (saponaire, savonnière); 2 variétés très-belles se rencontrent sur les bords des ruisseaux que fournit le Sichon; les plus remarquables sont au-dessus de la papeterie d'Arcin, et sur le chemin des Couteliers. *Alsine media* (morgeline), très-commune dans les blés ; *stellaria nemorum* (stellaire), *arenaria serpyllifolia* (sabline), *a. tenuifolia, sagina erecta* (sagine) , communes dans les prés; *cerastium* (céraiste), 4 espèces , champs cultivés, aux Boulers , à Pralon , sur toute la rive droite du Jolan, dans les jachères, etc.; *agrostemma githago* (nielle), très-commune dans les blés.

RUTACÉES. — *Ruta graveolens* (rue), rare, cultivée dans quelques jardins.

TILIACÉES. —*Tilia platyphyllos* (tilleul), promenades , bois.

MALVACÉES. —*Malva sylvestris* (mauve), *m. alcea, m. rotundifolia*, très-fréquentes sur les bords des chemins, dans les cours, le long des haies, etc.; *althæa officinalis* (guimauve), *a. hirsuta*, bords du Sichon, derrière la Barge.

RENONCULACÉES. —*Ranunculus* (renoncule), 9 espèces extrêmement communes dans nos prairies. On cultive dans nos jardins une belle variété à fleurs doubles du *ranunculus acris*, qui porte le nom de *bouton d'or. Anemone pulsatilla* (coquelourde), *a. pra-*

tensis, cultivée comme fleur d'agrément; *pæonia officinalis* (pivoine), cultivée; *helleborus niger* (rose de Noël), assez rare; *nigella arvensis* (nigelle), dans les champs, au milieu des blés; *delphinium consolida* (pied-d'alouette), champs, jardins ; *myosurus minimus* (queue de rat), coteaux du Vernay ; *aquilegia vulgaris* (ancolie), même station.

Telles sont les principales familles que j'ai pu observer. En désignant les localités que leurs nombreuses tribus semblent affecter de préférence, je n'ai pas prétendu dire que là seulement elles pouvaient être trouvées. Les circonstances physiques auxquelles elles se trouvent soumises, ne sont pas assez dissemblables, pour que l'on puisse établir une division exacte dans leurs stations les plus habituelles ; il en est que l'on rencontre plus fréquemment, soit aux bords de nos ruisseaux, soit sur les coteaux qui nous entourent, les terrains cultivés, les prairies, les buissons, les haies, etc. Ce sont ces diverses habitations que j'ai voulu indiquer: il serait facile, je le répète, de les retrouver sur d'autres points du sol dont la disposition n'est plus la même.

Considéré sous le rapport agricole, on peut dire que le territoire de Cusset est, en général, très-fertile et bien cultivé. Un travail soutenu sait tirer parti de tous les points. L'agriculture qui se traînait naguères sur les traces d'une aveugle routine, est sortie de cet état de langueur. Dégagée de ses honteuses entraves , dirigée par l'intérêt de la propriété , elle est soignée aujourd'hui avec la plus grande intelligence et une rare activité. On a rendu utiles par le défrichement, un grand nombre de terrains condamnés , de temps immémorial, à la stérilité. Partout , les produits sont devenus multiples.

Je laisse à d'autres le soin d'indiquer les améliorations qu'on pourrait obtenir de l'application de la chimie à la culture des terres. Je dois me renfermer ici dans les bornes d'une statistique purement médicale.

SECTION III. — RÈGNE ANIMAL.

Le territoire de Cusset que nous venons d'examiner sous les rapports géologique et botanique , est encore extrêmement intéressant quant à la zoologie. Pour traiter ce sujet d'une manière convenable , il eût fallu nous livrer à de longues considérations , qui nous eussent trop éloigné du but que nous nous sommes proposé dans cet ouvrage. Il nous suffira , pour donner à nos lecteurs une idée des richesses du pays , de leur présenter une esquisse un peu rapide des productions animales qu'il renferme.

5

La classe nombreuse des insectes offrirait à l'observateur plusieurs espèces dignes de tout son intérêt, si son étude était suivie avec un peu de soin. L'abeille est cultivée chez nous avec beaucoup de fruit. Déjà plusieurs ruchers établis dans nos environs, commencent à fournir un miel agréable et abondant. Avant la révolution, on avait essayé de faire des établissemens en vers-à-soie. Des plantations de mûriers avaient été faites et avaient assez bien réussi. Il paraît que le manque d'expérience ou d'instruction dans la manière d'élever les vers, ou de filer les cocons, a été cause qu'aucun des établissemens n'a pu se soutenir. Grâces aux encouragemens donnés par la Société d'agriculture de notre département, on a tout lieu d'espérer que cette branche d'industrie pourra reprendre bientôt une certaine activité, et que le souvenir de tentatives infructueuses ne fera pas rejeter entièrement un genre de culture, qui deviendrait pour le pays la source d'un commerce lucratif. Depuis quelques années on a commencé à planter, dans les environs de Moulins, de nombreux mûriers, qui promettent aux propriétaires une récolte abondante ; et cependant la température moyenne de cette ville, comparée à celle de notre climat, est, à quelques fractions de degrés près, dans des rapports identiques.

Les écrevisses sont assez communes. On les trouve dans presque toutes nos sources d'eau froide. Il s'en fait un commerce assez étendu. Les plus grandes et les plus estimées de nos gastronomes, sont péchées aux sources du Sichon et du Jolan.

Je n'ai indiqué qu'un petit nombre d'annélides et de mollusques terrestres ou fluviatiles, quoique le pays en soit assez fourni. La température humide et peu élevée de Cusset, est très-propice à ces invertébrés. Malgré la grande quantité d'hélices qui se trouve dans nos environs, ces animaux ne sont point employés comme aliment; il faut aller au moins à 20 lieues plus loin, pour rencontrer des amateurs de ce genre de mollusques.

Nos étangs et nos rivières sont assez poissonneux. Les habitans de Cusset préfèrent, avec beaucoup de raison, les poissons littoraux et saxatiles aux espèces qui se trouvent dans les eaux stagnantes et bourbeuses. Presque toutes les eaux courantes présentent le chabot, la perche, et d'autres poissons appartenant au genre *cyprinus*. Le genre *salmo*, que l'on rencontre le plus ordinairement dans les contrées septentrionales, nous offre ici deux espèces. Le genre *cobitis* en présente trois. Les brochets ont, en général, une chair fort délicate, et sont presque aussi estimés que la truite. On en a pêché qui pesaient jusqu'à 25 livres.

Les reptiles ne présentent rien de bien remarquable ; le peu d'élévation de notre température nous prive d'un grand nombre d'espèces. Nous possédons cependant la plupart de celles qui habitent les eaux et les lieux bas et humides. La vipère est assez commune.

Quant aux oiseaux, il est peu de pays aussi intéressant que le nôtre. Outre la grande quantité d'espèces qui nous est commune avec les diverses parties de la France tempérée, nos rivières, nos étangs et la proximité de l'Allier, nous fournissent un nombre assez considérable d'oiseaux échassiers et de palmipèdes ; le voisinage des montagnes de l'Auvergne et du Forez nous procure des espèces appartenant à des latitudes bien plus élevées que celle du pays. Mais ce qui rend surtout l'ornithologie de Cusset extrêmement intéressante, c'est la position même de cette petite ville, qui est telle que les oiseaux du nord viennent chercher sous notre ciel un hiver plus agréable, tandis que ceux des contrées méridionales y trouvent un été moins sec ou moins brûlant.

Sous le rapport des quadrupèdes, le territoire de Cusset ne présente rien de bien curieux. Depuis long-temps les bêtes féroces en ont été bannies. Il y a plus de 40 ans qu'on n'a

pas vu de sanglier , même dans les forêts environnantes. Les loups et les renards ne s'y rencontrent qu'assez rarement , et leur apparition
ne s'observe guère que pendant des hivers très-
rudes. On tue quelquefois des loutres , des
martres , des blaireaux. Les lapins et les liè-
vres sont en général assez communs.

Ire CLASSE. --- ANIMAUX INVERTÉBRÉS.

A. Rayonnés.

ZOOPHYTES. — Diverses espèces de polypes (*hy-
dra*) vivent sous les plantes aquatiques. On trouve
aussi quelques autres zoophytes dans les nombreux
étangs de nos environs et dans les petites rivières du
Sichon et de Jolan.

B. Non rayonnés. — 1.º Articulés.

INSECTES. — DIPTÈRES. — Cet ordre comprend tous
les insectes désignés ordinairement sous le nom de
mouches. *Culex pipiens* (cousin commun): un fait assez
singulier, c'est que nous ne sommes tourmentés que
par les femelles ; chacune d'elles pond environ 300
œufs par année. Tout le monde sait combien ces insectes sont importuns. Leur piqûre laisse distiller
dans la plaie qu'elle produit , une liqueur vénéneuse, suivie le plus souvent d'irritation et d'enflure.
Tipula oleracea (tipule des prés), *bibio hortulana* (bibion précoce), *asilus crabroniformis* (l'asile
frelon), *anthrax morio* (anthrax morio); *tabanus
autumnalis* (taon), *t. bovinus ; chrysops cœcutiens*
(le c. aveuglant), *stratiomys chamelæon , sargus cu-
præria* (le sargie cuivreux) ; *conops macrocephala*

(c. grosse-tête), *stomoxys calcitrans* (le stomoxe piquant), *elophilus tenax* (l'élophile abeilliforme), *echinomyia grossa* (échinomyie géante); *musca vomitoria , m. domestica, m. carnaria ; scenopinus fenestralis, hippobosca cquina, melophagus ovina* (le mélophage commun).

Lépidoptères — 1.° nocturnes — *Cossus tigniperda*(le c. rongebois), *c. œsculi ; bombix pavonia major* (le paon de nuit), *b. populi folia, b. dispar* (b. disparate), *b. caja* (arctie-martre), *b. jacobeœ, b. salicis* (b. du saule); *phalœna sambucaria* (la phalène du sureau) , *p. syringaria , p. grossulariata; botys farinalis, b. urticata ; noctua sponsa* (la noctuelle fiancée) , *n. gamma ; pyralis pomana* (la pyralis des pommes), *p. vitis* (la p. de la vigne), *p. prasinaria* (la p. verte à bandes). *Tineites;* plusieurs espèces; ce sont celles que l'on connaît sous les noms de teignes, de chenilles mineuses, etc. — 2.° Diurnes. — *Papilio machaon* (la papillon à queue de fenouil), *p. podalyrius* (le p. flambé), *p. cleopatra* (le cléopâtre), *p. camilla* (le drap de mort), *p. proserpina* (le silvain), *p. lathona* (le p. nacré), *p. brassicœ* (le blanc de chou); *sphinx euphorbiœ* (sphinx du tithymale), *s. atropos* (sphinx tête de mort), *s. elpenor*(s. de la vigne) , *s. ocellata* (sphinx rayé).

Hyménoptères. — Les principales espèces de cet ordre sont : les fourmis, les guêpes, *vespa vulgaris, v. crabro* (vulg. frelon), *v. gallica* (guêpe des arbustes); *andrena!flessœ* (andrène des murs), *megachile muraria* (mégachile des murs), *bombus terrestris* (bourdon souterrain), *apis mellifica*) abeille domestique; vulg. mouche à miel).

Névroptères. — *Libellula depressa* (vulg. demoiselle), *æshna grandis*, *phryganea grandis* (frigane), *p. striata* (fauve).

Hemiptères. — *Cicada plebeia* (cigale commune), *aphis quercus*, *a. fagi* (pucerons du chêne et du hêtre).

Orthoptères. — *Forficula auricularia*, *f. minor* (perce-oreilles), *gryllo-talpa communis* (courtillière commune), *gryllus campestris* (le grillon des champs), *g. domesticus* (g. domestique, vulg. grelets), *locusta viridissima*) la grande sauterelle), *acrydium migratorius* (criquet), plusieurs variétés ; *pentatoma ornata* (le pentatome des crucifères), *p. oleraceus* (le p. des choux).

Coléoptères. — Plusieurs espèces de carabes : *c. auratus*, *c. arvensis*, *c. hortensis*, *c. violaceus* ; *gyrinus natator* (gyrin), *g. bicolor* ; *astrapœus hirtus* (le staphylin bourdon), *s. olens* (s. odorant) : une grande quantité d'autres espèces est très-commune ; elles habitent ordinairement les fumiers, les creux de chanvre, etc. *Lycus sanguinea* (le lycus sanguin) ; *lampyris noctiluca*, *l. splendidula* (vulg. vers luisant) ; *telephorus livida* (téléphore livide) ; *dasytes cœruleus* (d. bleuâtre), *d. hirtus* (d. noir) ; *anobium striatum* (vrillette), plusieurs espèces ; *necrophorus vespillo* (nécrophore, vulg. porte-morts), *copris taurus* (le bousier-taureau), *aphodius fimetarius* (l'aphodie du fumier), *geotrupes stercorarius* (le géotrupe stercoraire), *melolontha occidentalis* (hanneton ; sa larve est nommée vulg. ver-blanc). Le genre *trichius* (trichie) fournit deux espèces fort communes en été ; ce sont : *t. nobilis* et le *t. fasciatus* ; *cetonia*

aurata (cétoine), *c. fastuosa* , *c. stictica ; platy-
cerus cervus* (cerf-volant ; la femelle est appelée *biche ;*
ses mandibules sont beaucoup plus courtes), *p. capreo-
lus* (chevreuil); *blaps mortisaga* (blaps porte-mal-
heur), *tenebrio molitor* (le ténébrion, proprement
dit); *mordella* (mordelle ; 4 espèces de ce genre sont
très-communes et vivent sur les fleurs) ; *mylabris
cicorii* (mylabre de la chicorée), *lytta vesicatoria*
(cantharides des boutiques). Les bruches, les chryso-
mèles, les attelabes, les charançons offrent tous les
espèces communes au climat tempéré de la France.
Callichroma moschata (le callichrome musqué).

MYRIAPODES. — *Julus terrestris* (iule terrestre),
pollyxenus lagura (i. à queue en pinceau); *lepisma*
(lépisme), plusieurs espèces.

ARACHNIDES. — *Argyroneta aquatica* (argyronète
aquatique), *pholcus phalangioïdes* (araignée commune à longues pates), *linyphia montana* (linyphie),
epeira diadema (épeire-diadème), *micrommata viridissima* (micrommate-smaragdine), *bdella longicornis*
(bdelle rouge); *ixodes ricinus, i. reticulatus* (ixio-
des, vulg. louvettes), s'attachent aux chiens et aux
bœufs.

CRUSTACÉS. — *Astacus fluviatilis* (écrevisse commune), *cancer pulex* (chevrette de Sichon), *oniscus
murarius* (cloporte), *porcellio asellus* (porcellion);
daphnia pulex (daphnie-puce , vulg. puce d'eau) se
trouve souvent en très-grande abondance dans le ruisseau du Douet. Comme ses intestins et ses pieds sont
rouges , les eaux paraissent de la même couleur ; on dirait alors que l'on vient d'y jeter du sang. *Polyphe-
mus pediculus* (le polyphème-pou).

ANNÉLIDES. — *Lumbricus terrestris* (ver de terre ordinaire), *lumbricus tubicola* (naïde); *sanguisuga medicinalis* (sangsue médicinale); *gordius aquaticus* (dragonneau).

2.º Non articulés.

MOLLUSQUES. — Acéphales. — *Anodonta cygnea* (moule des étangs), *unio pictorum* (moule des peintres).

Gastéropodes. — *Helix nemoralis* (la livrée, ou petit escargot des arbres), *h. pomatia* (le grand escargot); *vitrina pellucida* (vitrine), *bulimus decollatus* (bulime), *pupa variabilis* (le maillot, vulg. barillet), *planorbis corneus* (planorbe), *lymnœus palustris* (lymnée), *cyclostoma elegans* (cyclostome), *valvata planorbis* (valvée), *neritina fluviatilis* (néritine).

II.ᵉ CLASSE. — ANIMAUX VERTÉBRÉS.

A. Ovipares.

Parmi les poissons que nous fournissent les nombreux étangs des environs et les petites rivières du Sichon et de Jolan, les plus remarquables sont ceux-ci :

POISSONS. — Osseux. — *Salmo salar* (saumon mâle, vulg. bécard), *s. fario* (truite); *esox lucius* (brochet); *cyprinus carpio* (carpe vulgaire), *c. barbus* (barbeau), *c. gobio* (goujon); *tinca vulgaris* (tanche), *abramis brama* (brême); *cobitis barbatula* (loche franche), *c. fossilis* (loche d'étang), *c. tœnia* (loche de Sichon); *murena anguilla* (anguille ordinaire); *perca fluviatilis* (perche commune), *p. lucio perca* (sandat, brochet-perche); *cottus gobie* (chabot, vulg. meunier).

CARTILAGINEUX. — *Petromyzon fluvialis* (lamproye de rivière), *p. planeri* (petite lamproye).

REPTILES. — BATRACIENS. — *Rana esculenta* (grenouille verte), *r. temporaria* (g. rousse), *r. arborea* (rainette commune), *r. bufo* (crapaud), *r. calamita* (crapaud des joncs), *r. bombina* (crapaud à ventre jaune), *r. variabilis ; salamandra marmorata* (salamandre marbrée), *s. punctata* (s. ponctuée) ; ces diverses espèces sont très-abondantes dans les creux de chanvre qui entourent la ville.

OPHIDIENS. — *Coluber natrix* (couleuvre à collier), *c. viperinus* (vipérine), *vipera berus* (vipère commune); ces trois ophidiens se rencontrent assez fréquemment dans nos environs, mais surtout aux Malavaux et aux Couteliers. La morsure de la vipère (1) peut seule donner lieu aux accidens les plus graves, et amener la mort. Les moyens propres à les combattre, sont ceux-ci : établir une ligature au-dessus de l'endroit blessé; ne pas trop serrer, de crainte que la partie ne s'engourdisse ; placer une ventouse sur la plaie; si l'on n'en trouve pas, faire sucer la plaie par quelqu'un (Celse); cautériser largement et profondément avec le fer rouge les lèvres scarifiées de la plaie, aussitôt qu'on a enlevé les ventouses.

SAURIENS. — *Lacerta viridis* (lézard vert-piqueté), *l. bilineata* (le vert à deux raies), *l. sepium* (le vert et le brun des souches), *l. agilis* (le gris des murailles).

OISEAUX. — PALMIPÈDES. — *Anas anser* (oie ordi-

---

(1) La vipère commune est brune, a une raie noire en zig-zag le long du dos et une rangée de taches noires de chaque côté, le ventre ardoisé (Cuvier).

naire); *anser segetum* (oie sauvage), arrive **en no-**
vembre; *a. boschas* (canard sauvage), *a. moschata*
(mal-à-propos nommé *canard de Barbarie*; il est ori-
ginaire d'Amérique), *a. querquedula* (sarcelle).

Écassiers. — *Ædicnemus crepitans* (œdicnème ordinaire, vulg. courlis), rare ; *charadrius pluviatis* (plu-
vier) , de passage en automne et au printemps, **bords**
de l'Allier; *vanellus cristatus* (vanneau), rare, **part**
en hiver; *ardea minuta* (crabier, petit-héron), rare,
bords de l'Allier; *scolopax rusticola* (bécasse), descend des montagnes au mois d'octobre; il en reste peu
pendant l'été; *s. gallinago* (bécassine) , *gallinula*
chloropus (bécasseau); *g. porzana* (marouette), em-
bouchure du Sichon, bords de l'Allier; *rallus crex*
(râle de Genèt, vulg. roi-des-cailles), *r. aquaticus*
(râle d'eau), *fulica atra* (foulque), bords des étangs.

Gallinacées. — *Meleagris gallopavo* (dindon), *pha-*
sianus gallus (le coq et la poule ordinaire); *tetrao*
bonasia (gélinotte); *perdrix cinerea* (perdrix grise),
p. rubra (perdrix rouge), *p. coturnix* (caille); *co-*
lumba livia (pigeon ramier, vulg. fuyard, biset); de
cette espèce et du mélange de quelques espèces voisines viennent plusieurs races domestiques , qu'en général nous désignons sous le nom de *pigeons patus;*
c. turtur (tourterelle).

Grimpeurs. — *Picus viridis* (pic-vert), *p. medius* (le
moyen épeiche); *cuculus canorus* (coucou).

Passereaux. — *Lanius excubitor* (pie-grièche commune, vulg. darnagea); *turdus merula* (merle commun), *t. musicus* (grive); *oriolus galbula* (loriot);
saxicola rubicola (traquet), *s. rubetra* (tarier), *s.*
œnanthe (cul-blanc); *sylvia rubecula* (rouge-gorge),

s. phœnicurus (rossignol de muraille) , *s. luscinia* (rossignol), *s. turdoïdes* (rousserolle), *s. orphœa* (fauvette), *s. cinerea* (fauvette grise), *s. atricapilla* (fauvette à tête noire), *s. regulus* (roitelet), *s. trochilus* (le pouillot), *s. troglodytes* (le troglodyte); on désigne dans le pays ces 3 dernières espèces sous le nom de roitelet; *motacilla alba et cinerea* (bochequeues, lavandières, vulg. bergères); ces deux motacilles ne forment qu'une seule espèce ; *anthus pratensis* (farlouze, vulg. becfigue), *cypselus murarius* (martinet); *hirundo urbica* (hirondelle de fenêtres), *h. riparia* (de rivage); *alauda arvensis* ('alouette des champs), *a. cristata* (huppée) , *a. arborea* (alouette des bois, vulg. lulu), *a. calandra* (la calandre); *parus major* (mésange , vulg. lardriche); *emberiza citrinella* (bruant commun), *e. cirlus* (bruant des haies), *c. miliaria* (proyer), *c. hortulana* (ortolan); *fringilla domestica* (moineau), *f. cœlebs* (pinçon), *f. carduelis* (chardonneret), *f. cannabina* (linotte), *f. spinus* (le tarin), *f. coccothraustes* (gros-bec), *f. chloris* (verdier); *pyrrhula vulgaris* (bouvreuil); *sturnus vulgaris* (étourneau-sansonnet ; il nous quitte en hiver); *corvus corax* (corbeau), *c. corone* (corneille), *c. pica* (pie , vulg. margot), *c. glandaria* (geai); *certhia familiaris* (le grimpereau), *alcedo ispida* (martin-pêcheur).

Rapaces. — *Falco nisus* (épervier commun), *f. milvus* (milan), *f. buteo* (buse), *f. pigargus* (soubuse), que Temminck regarde comme la femelle et le jeune du *f. cyaneus* de Montagu ; *f. rufus* (harpaye), *f. œruginosus* (busard); Temminck regarde ce faucon comme le jeune de l'espèce précédente, après la seconde mue ; *strix otus* (hibou) , *s. ulula* (chouette),

(77)

strix flammea (effraie), *s. stridula* (chat-huant)
qui est la même espèce que la chouette hulotte de
Temminck (*s. aluco* Meyer).

B. Vivipares.

MAMMIFÈRES. — Ruminans. — Cet ordre n'offre
rien de remarquable. Il se compose de trois genres,
comme dans le reste de la France. Les moutons sont en
général d'une petite taille.

Pachydermes. — *Sus scropha* (sanglier), très-rare;
à l'état domestique plusieurs variétés fort belles ; on
élève le *cochon de Siam : equus caballus* (cheval),
espèce assez chétive ; on ne croise pas assez les races :
e. asinus (âne), même observation.

Rongeurs. — *Mus amphibius* (rat d'eau) , *m. arva-*
lis (rat des champs), *m. ratus* (rat ordinaire), *m.*
œconomus (le campagnard des prés), *m. musculus*
(souris), *m. sylvaticus* (mulot); *sciurus vulgaris*
(écureuil ; on le rencontre dans les bois qui nous
environnent); *lepus timidus* (lièvre), *l. cuniculus*
(lapin), 2 variétés ; *cavia cobaya* (cochon-d'Inde;
on en élève dans les maisons, parce qu'on croit que
son odeur chasse les rats).

Carnassiers. — 1.° Carnivores. — *Ursus meles* (blai-
reau); *mustela putorius* (putois), *m. vulgaris* (be-
lette), *m. foina* (fouine), *m. martes* (martre); *lutra*
vulgaris (loutre); *canis lupus* (loup) , *c. vulpes*
(renard); *felis catus* (chat), plusieurs variétés.

2.° Insectivores. — *Sorex* (musaraigne), *s. araneus,*
s. fodiens; talpa europœa (taupe).

3.° Chéiroptères. — *Verspertilio et rhinolophus*
(chauve-souris), plusieurs espèces.

CHAPITRE III.

Causes qui peuvent influer sur la salubrité publique.

A voir l'indifférence que l'homme apporte dans le choix des lieux qu'il veut habiter, on dirait que sa santé et sa vie sont les choses du monde dont il fait le moins de cas. Que l'on jette un regard sur les nombreux points où il est réuni en société, et l'on verra que ce sont presque toujours des considérations étrangères à la salubrité, qui l'ont engagé à donner la préférence à telle localité plutôt qu'à telle autre. On aura de la peine à croire qu'à l'époque où nous vivons, toutes les nations aient placé leurs comptoirs dans les pays les plus malsains. Par un étrange oubli de principes, on n'a pas voulu calculer qu'en général, un lieu est d'autant plus salubre qu'il est plus élevé au-dessus du niveau des mers. Je me bornerai à citer pour exemple d'une faute si grave, les divers établissemens Européens à la Vera-Crux, Cayenne, Portobello et Carthagène. La Hollande a reporté dans ses Colonies ses canaux et ses plantations. Au Mississipi, les Français se sont établis sous la digue, etc. Comment s'étonner du ravage des maladies, en voyant une telle impéritie de la part des Gouvernemens ! Mais, n'allons pas chercher au loin des preuves d'une coupable imprévoyance ; je ne les retrouverai que trop souvent, en faisant connaître les causes qui influent d'une manière nuisible sur la salubrité de Cusset. Avant de me livrer à cet examen , il conviendrait peut-être d'indiquer quelles sont les circonstances qui ont pu décider l'habitation de ce pays. Dans un des chapitres qui précèdent , on a dû voir quelles étaient les raisons qui m'engageaient à croire qu'il était occupé antérieurement à la domination romaine. Je ne les reproduirai pas ici. Qu'il me suffise de dire que je l'attribue à la proximité de l'Allier , sur les rives duquel nos ancêtres commencèrent , sans doute , à s'établir. La nature du sol, l'agréable position des lieux , durent bientôt les fixer dans notre heureuse vallée.

Afin de procéder avec méthode , je diviserai ce chapitre en deux sections principales.

La première comprendra les causes de maladies qui dépendent des localités ; la seconde , celles propres à la ville. En examinant combien les objets que je traiterai s'éloignent de l'état désirable , je tâcherai d'indiquer les moyens par lesquels on pourrait les ramener à des conditions plus favorables.

§. I.er

Des causes qui dépendent des localités.

Rivières. — Sichon et Jolan sont deux petites rivières qui resserrent plus spécialement la ville à l'Ouest vers le sommet de leur angle de réunion. Le premier coule du Sud-Est au Nord-Ouest , et côtoie la ville dans le sens de son plus grand diamètre. La direction du Jolan est plutôt de l'Est à l'Ouest. Ni l'un ni l'autre ne sont navigables ; mais ils importent également au commerce , par le grand nombre de fabriques et de moulins qu'ils font mouvoir. La rapidité de leur cours favorise leur évaporation , et n'offre, d'ailleurs , qu'une légère résistance à l'action des vents d'Ouest, le volume de leurs eaux n'étant pas assez considérable pour imprimer un mouvement contraire aux masses d'air qu'elles supportent. Tous les deux peuvent être regardés comme causes constantes de la formation des brouillards et de l'humidité habituelle de l'air. Ne recevant en été qu'une petite quantité d'eau , la plus grande partie de leur lit se trouve en contact avec l'air. De longs amas de vase formés du détritus de matières végétales et animales qui reposent ordinairement sur des formations calcaires susceptibles de se déliter promptement , subissent une décomposition dont l'action délétère ne manque pas d'atteindre un grand nombre d'individus. Les débordemens de ces deux rivières ont lieu , le plus souvent, en novembre et en mai. Lorsqu'ils sont considérables , ils laissent à la surface du sol des masses d'eaux stagnantes , toujours insalubres , si on a négligé d'en favoriser l'écoulement. Je crois pouvoir dire ici , qu'il conviendrait de faire de nombreuses plantations le long du Sichon et du Jolan , et de nettoyer ces deux rivières plus souvent.

CHANVRES. — Si la culture des chanvres produit des bénéfices énormes , leur préparation est constamment suivie d'inconvéniens graves. Les observations rapportées par Lancisi (1), Alibert (2) , etc.; celles que l'on pourrait recueillir , presque tous les ans , dans ce pays , sont des preuves incontestables du danger du rouissage. Voici quel est le procédé employé. On fait rouir le chanvre dans d'innombrables creux d'eau , espèces de mares qui entourent en partie la ville : là , se fait une fermentation putride végétale extrêmement active et fort

---

(1) Lancisi : *De noxiis paludum effluviis eorumque remediis.*

(2) Alibert : *Traité des Fièvres pernicieuses; 4.ᵉ éd.*

odorante, répandant au loin les émanations les plus pernicieuses. L'eau contracte une saveur et une odeur très-désagréables. Les petits poissons qu'elle contient ordinairement, commencent d'abord par être enivrés ; puis, à mesure que la fermentation absorbe tout l'oxigène de l'eau, ils finissent par périr. Lorsque le rouissage est achevé, on place les javelles, disposées en faisceaux assez volumineux (*bottes*), dans des prairies ou autour des habitations, jusqu'à ce que l'action du soleil les ait assez desséchées pour permettre le tillage. Pendant tout le temps que durent ces deux opérations, c'est-à-dire, pendant les mois d'août, septembre et octobre, l'atmosphère est tellement infecte, que le soir on n'ose plus se livrer avec sécurité au plaisir de la promenade. Mais, combien est léger cet inconvénient, lorsqu'on le compare aux dangers que traînent à leur suite ces perfides émanations ! Où aller chercher ailleurs la cause de cette foule de pyrexies à exacerbations périodiques, de ces nombreuses affections du tube digestif, qui, tantôt isolées, tantôt réunies, immolent, certaines années, un nombre effrayant de victimes. L'humidité et une chaleur prolongée, telles sont les conditions les plus favorables à leur développement. La raison en est que, sous leur influence, le dégagement des vapeurs est produit avec plus d'énergie que dans tout autre circonstance atmosphérique. On a remarqué depuis long-temps , qu'une mauvaise alimentation disposait singulièrement l'économie à se laisser atteindre par cette espèce d'empoisonnement miasmatique. Il est rare , en effet , que les individus qui jouissent des aisances de la vie , soient affectés , à moins qu'ils ne se trouvent débilités par tout autre cause.

Indiquer les moyens propres à préserver les habitans du danger de ces émanations , c'est rappeler au souvenir de l'Autorité , qu'il existe de sages règlemens qui défendent partout le rouissage dans le voisinage des habitations. Nul doute que leur exécution ne soit suivie des résultats les plus heureux.

Parmi les nombreuses améliorations proposées pour la préparation du chanvre , le procédé récent de M. Lorilliard , mérite de fixer l'attention des propriétaires. Il évite le rouissage ; et, sans qu'il soit besoin d'aucune opération chimique , enlève entièrement la partie gommo-résineuse du chanvre , de telle façon que celui-ci sort de la mécanique net et prêt à être filé, beaucoup plus beau et plus fort que celui qui a été altéré par l'eau (1). En

---

(1) Il y a deux ans que la Société d'encouragement pour l'industrie nationale, a proposé un prix de 6,000

attendant un meilleur ordre de choses, on évitera de se promener, surtout le soir, auprès des lieux où se fait le rouissage. Les ouvriers chargés de surveiller cette opération, de disposer le chanvre en bottes, etc., ne se livreront à ce genre de travail, qu'après le lever du soleil, et l'abandonneront lorsque cet astre sera sur le point de quitter l'horizon. Ils useront, s'il est possible, d'alimens abondans en matière nutritive et stimulans. On peut leur conseiller encore de fumer ou de mâcher du tabac, sans abuser toutefois de ce moyen préservatif. Les fenêtres des habitations voisines seront fermées, autant que le permettront le service de la maison et la nécessité de renouveler l'air chaque jour.

Collines. — Indépendamment des inégalités du sol sur lequel repose la ville, elle est, ainsi que je l'ai déjà dit, dominée de toutes parts, excepté à l'Ouest, par des collines dont la hauteur n'excède pas 100 mètres. La plus remarquable est celle des *Justices*, ainsi nommée parce qu'autrefois, sans doute, le gibet du baillage devait y être placé. Située à l'Est de la ville, elle est séparée des hauteurs qui semblent se continuer avec elle au Sud et au

---

fr., qui sera décerné en 1828, pour la préparation du chanvre sans le rouissage.

Nord , par les étroites vallées où coulent le Sichon et le Jolan. L'élévation du mercure dans le baromètre, la montre haute de 90 mètres au-dessus des eaux moyennes du Sichon.

Formée entièrement de roches primitives, sillonnée vers sa base par de nombreux ravins, le terrain qui la recouvre est peu fertile et le plus souvent inculte. Elle réfléchit les vents d'Ouest, qui sont d'autant plus insalubres qu'ils arrivent de régions humides sur un pays qui est déjà humide par lui-même, et s'oppose à l'action directe des premiers rayons du soleil sur la ville; de telle sorte que les matinées sont en général très-humides, tandis que, vers le milieu du jour, la température se trouve très-élevée.

Vers le Nord-Est se présente une colline presque aussi élevée que la précédente, de même formation qu'elle, et dont la pente moins abrupte , supporte un terrain que l'art a su rendre fertile. Son influence sur la salubrité publique , est de modifier la direction des vents qui viennent la frapper , et d'ajouter encore aux inconvéniens de notre exposition occidentale.

Au Nord et à une demi-lieue de Cusset, sont les collines des Creuziers , dont le point le plus élevé est de 70 mètres environ au-dessus du niveau de l'Allier; entièrement couvertes de vignes et d'arbres fruitiers, l'aspect qu'elles présentent, est extrêmement gracieux. Leur distance de la ville, leur peu d'élévation, paraissent s'opposer faiblement au libre accès des vents du Nord, qui règnent une grande partie de l'année; et c'est ici la circonstance physique la plus heureuse de toutes celles qui peuvent influer sur la salubrité de la ville.

À l'Ouest, la vallée continue à s'élargir jusqu'au delà des rives de l'Allier. Les inégalités que l'on rencontre, n'ont aucune valeur sur l'action des vents d'Ouest.

Les élévations qui dominent la ville au Sud-Ouest et au Sud, sont les plus rapprochées; elles sont tapissées de prairies et d'une infinité d'arbres : leur position contribue beaucoup à la température froide et humide qu'on observe ici pendant l'automne et l'hiver. L'évaporation continuelle des eaux du Sichon, celle qui a lieu à la surface du sol, n'ayant pas le temps d'être assez dilatées par le calorique, doivent gagner avec beaucoup de peine les régions supérieures de l'atmosphère. Elles s'arrêteront donc alors le long de ces hauteurs, et dans la partie de la vallée que le soleil viendra de quitter. Là elles formeront des brouillards qui resteront suspendus, jusqu'à ce qu'un plus grand abaissement de la température les ait précipités sur le sol. La présence de ces collines explique encore pourquoi nos matinées sont ordinairement plus froides que les soirées.

Au résumé, l'exposition occidentale de Cusset, la plus défavorable de toutes, est très-avantageusement modifiée par la distance qui le sépare des collines des Creuziers, et par le peu d'élévation de celles-ci. Considérées dans leur ensemble, toutes ces hauteurs ont une influence marquée sur la température humide du pays, impriment aux vents des directions différentes, retiennent le plus souvent les vapeurs qui s'élèvent de tout le bassin où est située la ville, favorisent la formation des brouillards, et retardent surtout leur prompte dispersion.

§. II.

Causes particulières à la ville.

QUELLE différence entre la position actuelle de Cusset, et l'aspect qu'il offrait autrefois ! Quelle ne devait pas être son insalubrité, alors que les hautes tours de l'abbaye, et d'autres édifices non moins gothiques occupaient la partie la plus élevée de la ville ; alors que d'inutiles murailles et de larges fossés pleins d'une eau sale et croupie, resserraient dans une étroite enceinte 4 à 500 habitations, au milieu desquelles se trouvait un vaste cimetière, mais où l'on cherchait en vain une fontaine, une place publique ! Tout dans ces temps de triste mémoire semblait conspirer contre la santé des habitans. Grâces aux soins d'une Administration plus éclairée, cet état de choses a changé, et nos murs ont cessé d'être le foyer perpétuel de nombreuses affections ! De graves abus subsistent encore : je vais consacrer ce chapitre à leurs recherches, et à l'indication des moyens que je croirai propres à les combattre.

Douet. — Le Douet est un rameau du Sichon, qui parcourt la ville dans divers sens, et dont la direction est en général de l'Est à l'Ouest. Comblé d'immondices de toute espèce, réceptacle impur d'un grand nombre de fosses d'aisance, ce ruisseau peut être considéré comme un long cloaque d'où s'exhalent sans cesse des émanations qui ont l'influence la plus funeste sur la salubrité publique. Une coupable négligence a oublié de lui donner une inclinaison convenable ; de telle sorte que les flaques d'eau qu'il laisse dans ses nombreuses inégalités, acquièrent par leur stagnation, un degré de putréfaction extrêmement nuisible. J'ai constaté à plusieurs reprises la présence de l'hydrogène carboné. Les bulles que forme ce gaz, sont surtout remarquables à l'approche des orages et pendant les chaleurs de l'été. Il serait cependant bien facile de rendre cet égout supportable aux divers quartiers qu'il traverse, en plaçant plusieurs fois par semaine une écluse mobile, un peu au-dessous du point où il se sépare du ruisseau de la ville. On ne serait plus obligé alors de compter sur la pluie pour le nettoyer.

Rues. — Les rues sont en général étroites, irrégulières, mal alignées. Les principales sont dirigées de l'Est à l'Ouest. Cette disposition m'a paru défavorable dans quelques portions de quartiers que resserrent des maisons assez élevées. J'ai cru remarquer dans cette circonstance, que les rez-de-chaussées de chaque côté de la rue, ne reçoivent presque jamais les rayons du soleil. Celui qui regarde le Sud, en est privé par l'abri qu'il reçoit des maisons opposées, tandis qu'il suffit à celui qui est tourné au Nord, de sa simple exposition, pour que le soleil ne lui parvienne pas directement. Quelque soin que l'Autorité mette à l'entretien du pavé et à sa propreté, il est ordinairement boueux, humide, sale; ce qui dépend le plus souvent du retard que l'on apporte à enlever les immondices. Beaucoup d'impasses, d'angles, de coudes, s'opposent à la libre circulation de l'air, et concentrent cette foule de miasmes que répandent tant de substances hétérogènes , dont le détritus forme la boue des rues.

Les maisons sont peu élevées , d'une inégalité choquante. L'architecture a oublié l'élégance des formes , les règles de la symétrie ; plusieurs d'entre elles paraissent très-anciennes ; leurs toits aigus , leurs croisées, leur disposition intérieure , la grossière solidité de leurs murs , tout rappelle les formes bizarres et le mauvais goût du XV.ᵉ siècle. Celles de construction moderne sont bien mieux bâties et mieux coordonnées. Les murs des habitations sont tous formés d'un calcaire lacustre solide, à grain grossier , peu susceptible de se déliter , et de roches porphyroïdes. Le mortier qui les unit, est rarement humide. Les maisons des faubourgs sont , en général , construites avec un assemblage de terre et de cailloux, que l'on désigne dans le pays sous le nom de *pisé*. Ce genre de constructions absorbant avec une facilité extrême l'humidité extérieure, devrait n'être employé que pour les clôtures de jardins , les granges , les hangars , etc.

Tous les rez-de-chaussées sont habités ; beaucoup sont humides , plus bas que le sol extérieur , mal éclairés , et par conséquent insalubres. Ceux qui sont situés le long du ruisseau de la ville , disposent singulièrement les personnes qui les occupent , aux maladies du système lymphatique et aux douleurs rhumatismales. J'ai eu, il y a peu de temps encore, occasion de me convaincre de l'exactitude de ce fait. On devrait ne pas coucher dans les appartemens qui présentent des conditions aussi nuisibles. J'insisterai sur ce point, parce qu'on a remarqué, depuis long-temps, que, pendant le sommeil, on contractait plus facilement les rhumatismes et ces autres maladies dues au froid humide. Recouvrir les murs de boiseries vernies, ou de feuilles de plomb laminé revêtues de papiers de tentures, remplacer les briques humides qui pavent les rez-de-chaussées par des parquets en bois; telles sont les précautions hygiéniques à prendre.

Quelques personnes ont la mauvaise habitude d'orner leurs fenêtres de pots de fleurs, qu'elles rentrent chaque soir dans l'appartement qu'elles occupent : elles ignorent, sans doute, que les pétales, ainsi que toutes les parties vertes des plantes, absorbent, pendant la nuit, le gaz oxigène, donnent de l'acide carbonique, et rendent ainsi l'air impropre à la respiration. Il serait trop long de signaler ici tous les accidens nerveux qui peuvent résulter d'un usage si contraire : on devine aisément les moyens de les prévenir.

On s'empresse peut-être trop d'habiter les maisons nouvellement construites et les appartemens fraîchement décorés et peints. L'humidité naturelle de ces constructions, les vapeurs métalliques qu'exhalent les peintures imparfaitement sèches, produisent des effets tellement nuisibles, qu'on a droit de s'étonner que la police, si lente quelquefois à faire le bien, ne provoque pas une ordonnance qui proscrirait de telles habitations, avant des époques déterminées par la nature des matériaux employés, et par la saison dans laquelle elles auraient été achevées.

Faubourgs. — C'est principalement dans nos faubourgs, où se présente à chaque pas une foule d'inconvéniens les plus graves. Celui de la Barge peut être considéré comme le prototype de l'insalubrité. Là, aucune rue n'est pavée ; la moindre pluie le rend impraticable. Les maisons sont basses, humides, ont d'étroites fenêtres, et ne sont souvent pas en rapport avec le nombre de personnes qu'elles contiennent. Elles n'ont, en général, d'autre plancher qu'un sol battu, d'où s'échappe sans obstacles une humidité toujours nouvelle. Les habitans semblent voir d'un œil indifférent et leurs cours et leurs rues encombrées par des immondices de toute espèce et par d'énormes quantités de fumiers, dont les eaux infectes envahissent quelquefois jusqu'au seuil de leurs portes.

Le tableau de ce faubourg, qui pourrait être encore celui de la plupart des villages qui nous entourent, permet d'apprécier toute l'influence que doivent exercer sur ceux qui l'habitent, tous ces modificateurs réunis. On ne sait qu'admirer le plus, ou de leur nombre, ou de l'incurie des habitans à se préserver de leur action. Combien la marche des maladies doit être entravée et leur résolution difficile à obtenir! Comment s'étonner ensuite de la ténacité de ces fièvres intermittentes, de ces douleurs arthritiques, rhumatismales, de ces affections du système lymphatique, que l'on observe si communément sous l'empire de circonstances aussi défavorables? Pour guérir une maladie, il faut détruire la cause qui l'a produite ou qui l'entretient. Or, comment obtenir ce résultat, si l'on ne veut pas comprendre toute l'importance des agens qui nous environnent, et si chaque jour voit naître un nouvel abus?

BOUCHERIES. — C'est un spectacle bien barbare et bien sale que de rencontrer à chaque pas, dans l'intérieur de la ville, des viandes étalées, des tueries en plein air. En vain, depuis long-temps, la salubrité publique réclame la proscription d'usages aussi dégoûtans : l'Autorité reste sourde à sa voix. Espérons, cependant, que la sollicitude dont elle se plaît à nous donner tant de preuves, voudra bien mettre un terme aux plaintes qui s'élèvent de toutes parts, en établissant sous le vent le moins dominant, hors des murs, ou dans un quartier convenable, un égorgeoir et une boucherie générale qui fourniraient aux besoins publics. J'ai vu de tels établissemens dans toutes les provinces d'Espagne que j'ai parcourues. Il me coûte d'avoir à faire un tel aveu ; je le dois à la vérité. Je n'ai pu trouver de modèle plus près de nous.

Cimetière. — Autrefois l'on vendait chèrement aux morts la faveur de déposer leurs cendres aux pieds de nos autels ; nos églises étaient de vastes cimetières. Heureux celui dont l'or pouvait y marquer une place ! La vanité du riche, l'avarice du Chapitre faisaient taire le danger de ces foyers d'où s'échappaient sans cesse les miasmes les plus meurtriers. En vain les statuts des Conciles, les décrets de nos Rois proscrivaient un abus si funeste ; il fallut une catastrophe inouïe, pour que l'humanité recouvrât tous ses droits et vît cesser un pareil scandale. Grâces à cette époque, l'habitant peut avec sécurité implorer pour ses pères le Dieu de miséricorde ; la pierre qu'il embrasse, désormais ne le repoussera plus.

Le nouveau cimetière est situé au Nord-Est, sur une élévation à l'extrémité d'un faubourg ;

son voisinage n'est plus à redouter. L'œil chercherait en vain dans cette triste demeure de
fastueux monumens. Tout respire une simplicité touchante. L'orgueil des vivans n'a pas
insulté à la mémoire des morts. Une seule
tombe s'élève; c'est celle d'un ami (1), qui,
jeune encore, avait assez vécu pour la gloire,
mais non pour l'humanité.

HÔPITAL. — L'Hôpital a été fondé, en 1706,
par Guérin de Champagnat. Il ne contient que
28 lits. Un Conseil d'administration plein de
zèle et de vues philanthropiques, s'occupe constamment du soin d'améliorer cet asyle de la
douleur; des Sœurs de la charité que la véné-
ration publique entoure, et dont la vie est
l'habitude des vertus les plus touchantes, font
régner dans cet établissement l'ordre le plus
parfait : tout est brillant de propreté. La préparation des médicamens confiée à l'une d'elles,
ne laisse rien à désirer. Les malades sont traités avec tous les égards que commandent la
religion et l'humanité ; les lits sont disposés
convenablement. Mais pourquoi voir, pendant
une partie de l'année, de longs rideaux de
laine les entourer ? Pourquoi renfermer ainsi
celui qui souffre dans une atmosphère méphi-

______

(1) Le docteur Forissier.

tique ? N'est-ce donc pas assez de la mauvaise exposition de cette maison , de l'air vicié qui l'environne , du défaut de ventilateurs à l'intérieur des salles ? On conçoit aisément que tous ces inconvéniens sont un puissant obstacle à la terminaison heureuse des maladies , et concourent singulièrement à leur donner la forme chronique.

On doit regretter que les femmes enceintes qui sont dans l'indigence , ne puissent être admises à faire leurs couches à cet hôpital.

Les autopsies cadavériques ne sont pas permises. Un respect superstitieux , dont la raison n'a pas encore fait justice , interdit aux médecins d'interroger l'homme mort. Ses restes inanimés , source inépuisable d'une instruction solide , retournent inutiles à la terre , qui bientôt les a anéantis. Un jour viendra peut-être , où il sera permis de faire de telles recherches , et de contribuer ainsi aux progrès de la plus belle des sciences.

Prison. — Seul monument de nos anciens remparts , l'énorme tour qui sert aujourd'hui de prison , est située à l'Ouest de la ville. Sa position est bien améliorée depuis qu'on a desséché les marais fangeux qui l'entouraient. L'intérieur , que j'ai visité dans les plus grands détails , ne m'a présenté presqu'aucune condition d'insalubrité. Les salles où les prisonniers se réunissent, sont très-vastes et bien éclairées. Les cachots sont obscurs, peu aérés, mais larges et élevés au-dessus du sol de plusieurs mètres; leur humidité est à peine sensible à l'hygromètre. Une cour assez étendue est destinée au promenoir, qui a lieu plusieurs heures par jour. Il n'y a point d'infirmerie; les malades sont placés dans la salle commune. Il me semble qu'il serait facile de remédier à cet inconvénient; il est le seul qui soit digne de fixer l'attention.

PROMENADES. — De vastes promenades entourent Cusset à l'Est et au Nord. Cette exposition est loin d'être avantageuse à la salubrité de cette ville. Elle prive plusieurs quartiers de l'action directe des premiers rayons du soleil, et contribue beaucoup à leur humidité. Il vaudrait bien mieux que celle qui regarde l'Est, bordât le boulevard de l'Hôpital. Au reste, leur tenue laisse beaucoup à désirer. Un léger effort de l'Administration suffirait pour les rendre moins malsaines et plus agréables.

ARTS ET MÉTIERS. — Si les heureux du jour parcouraient quelquefois les ateliers de l'industrie, leur froid égoïsme n'envierait plus à l'humble artisan la santé dont il paraît jouir; ils verraient que la plupart des arts sont une source de maux pour ceux qui les exercent, et qu'un grand nombre de professions atteint rarement le terme ordinaire de la vie. Étrange destinée ! L'homme trouve dans le travail qui doit assurer son existence , les causes de sa destruction ! Cette influence des arts et métiers est loin d'être exclusive ; elle s'étend encore à la santé publique. Les diverses exhalaisons produites par une multitude de fabriques et d'ateliers , ont souvent une action incommode et pernicieuse sur les habitations voisines , et contribuent ainsi à l'insalubrité des lieux. De sages ordonnances (1) proscrivent du sein des villes ou de leur voisinage , tous les établissemens qui peuvent devenir une cause d'infection. Pourquoi sommes-nous réduits encore à désirer leur entière exécution ?

---

(1) Voir le décret du 13 septembre 1810 , et les ordonnances du 14 janvier 1813 , 19 juillet 1818 , 8 juin 1822 , etc.

CHAPITRE IV.

Du physique et du moral.

CONSTITUTION PHYSIQUE. — Une taille peu élevée (1) ; des cheveux châtains ou bruns , que
les gens de la campagne laissent croître en
véritable crinière ; le nez plus ou moins dé-
primé au-dessous du front ; des yeux ordinairement bruns ou gris ; la barbe fournie ,
un peu rigide ; la peau blanche , parsemée de
veines bleuâtres légèrement saillantes , le système musculaire peu développé , tels sont les
principaux traits qui peuvent servir à carac-
tériser la constitution physique des habitans
de Cusset. Le tempérament sanguin , s'alliant
fréquemment à un développement modéré du
système lymphatique , est celui qui prédomine.

Plus jolies que belles , les femmes sont , en
général , d'une taille peu avantageuse. Leurs
traits qu'anime presque toujours une aimable

______

(1) Sa moyenne est de 5 pieds 2 pouces environ. A
20 ans , elle n'est que de 4 pieds 10 pouces 9 lignes.
(*Note sur le recrutement du départ. de l'Allier ;*
1813.)

fraîcheur , offrent , dans leur ensemble , une expression de douceur et de bienveillance qui séduit. Un tissu cellullaire assez abondant donne de la consistance à leurs chairs , à leurs formes de la grâce et de l'élégance. Leur tempérament est lymphatico-sanguin.

Après cette légère esquisse de la constitution physique de l'habitant , essayons d'indiquer l'influence qu'elle doit exercer sur la nature , la marche et le traitement des maladies. C'est ainsi qu'en rapprochant l'état de santé de l'état de maladie, nous parviendrons peut-être à des résultats dignes de quelque intérêt.

Les rapports de l'organisation avec les atteintes qu'elle reçoit, sont tels , que l'on peut dire , sans crainte d'avancer un paradoxe , qu'une constitution étant donnée, il est facile, dans la plupart des cas , de connaître la nature de l'altération qu'elle présente , de prévoir quelle sera sa marche , et d'indiquer les moyens thérapeutiques qui lui conviennent le mieux. Les causes les plus communes d'erreur à cet égard, proviennent de ce que les individus affectés n'offrent pas toujours l'extérieur du tempérament qui leur est propre , et que certaines dispositions individuelles échappent facilement à l'observateur le plus attentif. Que l'on suive la marche d'une maladie, de l'inflammation , par exemple , chez deux indivi-

dus , dont l'un sera sanguin et l'autre lymphatique ; voici ce que l'on observera le plus
communément. Chez le premier, la phlegmasie
se dissipera au bout de quelques jours , sans
laisser sur les tissus qu'elle aura affectés , aucunes traces de tuméfaction. Chez le second,
au contraire , elle aura suffi pour produire
tantôt des tumeurs blanches , tantôt des altérations qui auront la plus grande tendance à
revêtir la forme chronique Voyez encore ce
qui se passe chez les vénériens. Neuf ou dix
auront des bubons ; ceux qui n'en seront pas
atteints , offriront, en général , les attributs
d'un autre tempérament.

Ici, les faits se pressent en foule : tous semblent vouloir démontrer que la marche de
deux maladies qui paraissent semblables , dif-
fère selon la constitution , et que leur caractère particulier dépend nécessairement de
l'état de l'individu affecté.

La constitution ne modifie pas seulement
la forme et la marche des maladies ; son influence , avons-nous dit , s'étend encore à leur
thérapeutique. Si l'on voulait passer en revue
les divers tempéramens , on verrait que l'effet
d'une médication quelconque est constamment
en rapport avec les circonstances organiques
dont ils sont l'expression , et que si tel moyen
ne réussit pas dans des maladies du même

nom , cette différence d'action tient évidemment à ce que les individus ne se trouvent pas dans des conditions identiques. Il n'est pas jusqu'aux affections spécifiques , dans lesquelles il ne faille tenir compte des diverses prédominances d'appareils. La clinique des hôpitaux (1) m'a prouvé que, chez les lymphatiques atteints de la syphilis , les préparations d'or étaient préférables au mercure , tandis que , chez les individus sanguins, ce dernier médicament donné sous forme de pilules , en frictions, etc. , convenait presque toujours.

Maintenant , si l'on compare ces diverses considérations avec ce que j'ai dit sur la constitution physique des habitans , il devra résulter que la plupart des maladies qui les affligent, seront hypersthéniques , leur résolution prompte et facile , leur terminaison favorable , et qu'enfin le traitement anti-phlogistique conviendra dans un grand nombre de cas. Trop jeune encore dans l'observation , j'invoque ici l'expérience de mes collègues ; elle dira si la théorie que j'avance, n'est pas chaque jour confirmée par les faits.

Quant aux individus malades qui présente-

____

(1) Observations recueillies sous M. le professeur Lallemand , chirurgien en chef de l'hôpital Saint-Éloi.

ront les signes d'une constitution tout autre que celle qui m'a paru prédominer, on devine aisément, d'après les principes que j'ai posés plus haut, qu'il est nécessaire que le traitement varie, comme les diverses individualités dont il est la conséquence : les erreurs nous apprendront un jour, quels doivent être ses rapports avec les oscillations des maladies ; peut-être verra-t-on alors, que, dans telle maladie, on devrait souvent commencer par tel moyen thérapeutique, le faire suivre d'un autre, et terminer par un troisième, qui différerait des deux premiers. Mais, n'allons pas au-delà des faits, et sachons nous arrêter là où il n'est plus permis de les interroger.

Considéré au moral, le portrait des habitans offre quelques nuances qu'il est difficile à un compatriote de reproduire exactement. Cependant, je m'efforcerai d'être vrai. La vérité, dit Thomas (1), a si souvent tort d'être la vérité, qu'elle mérite bien que quelquefois on lui pardonne.

Légers, spirituels, enclins à la plaisanterie, humains, hospitaliers, poussant à l'excès leur empressement envers les étrangers, généreux par caractère, jamais par calcul, beau-

______

(1) De l'Académie française. (*Essai sur les Éloges.*)

coup d'amour-propre, quelquefois de la jac-
tance ; moins occupés de littérature et de
sciences, qu'avides de plaisirs, il y a dans
leur entretien plus de raison ou de gaîté que
de culture d'esprit. Bornés dans leur ambition
à cette modeste aisance qui fait la richesse du
sage, on ne rencontre guère parmi eux de
ces hommes souples et serviles si communs
par le temps qui court. En vain veulent-ils
courir après la fortune, les difficultés les re-
butent et les arrêtent. Amis d'une sage liberté,
on peut dire que la politique est, en général,
une science trop abstraite pour les occuper
sérieusement.

Les mouvemens des peuples, en offrant à
la génération actuelle une foule de tableaux
propres à émouvoir, lui ont fait contracter de
bonne heure l'habitude des vertus sociales.
Fière de ses nouvelles destinées, elle s'avance
dans la vie avec toutes les idées progressives
du siècle, et n'a plus de révolutions à traverser pour devenir heureuse. En vain les générations qui l'ont précédée, voudraient retenir
sa marche ; elles déclinent et s'éteignent chaque jour. A cette longue enfance dans laquelle celles-ci, naguères, semblaient vieillir
encore, ont succédé une force de caractère
plus grande, une façon de penser plus mâle,
plus susceptible d'impressions élevées. Par-

tout , dans notre pays , comme dans la plus
grande partie de la France , le bien surpasse
de beaucoup le mal. « Il grandit , il se for-
tifie avec la génération nouvelle , sous l'égide
de nos lois (1 . »

Les femmes ont, pour augmenter l'intérêt
qu'elles inspirent partout , une amabilité, une
gaîté remarquables ; qualités sur lesquelles
la main du temps semble rester impuissante,
et qui attachent bien plus qu'une vaine beauté,
qui, chaque jour , s'enfuit. L'hymen n'est pas
un joug ; il n'est qu'un échange d'égards , de
prévenances et de tendresse. A peine enchaî-
nées sous ses lois, les soins de leurs ménages
font leurs plus douces occupations. Pourquoi ,
jeunes encore, faut-il leur reprocher de quitter, dès cet instant, les doux amusemens de
leur sexe ?

Les habitans de nos campagnes présentent,
en général , une organisation en rapport avec
les diverses circonstances physiques auxquelles ils se trouvent soumis. Cette analogie m'a
paru si frappante, qu'à la simple inspection
on peut facilement distinguer l'homme du
Vernay ou des Creuziers, de celui d'Aronne
ou du Mayet (2). Ces différences deviennent

______

(1) Ch. Dupin ; *Situation de la France.* 1827.
(2) Villages environnans.

encore plus sensibles , lorsqu'on veut comparer les individus dans un rayon un peu plus étendu. Moins civilisés que ceux de la ville , on leur reproche (1), avec raison sans doute , d'être tracassiers et d'aimer les procès. Jaloux les uns des autres , les haines qu'ils se portent ne sont ni héréditaires , ni de longue durée , et cèdent assez facilement à des moyens de conciliation. Les vengeances vont rarement jusqu'à l'effusion du sang ; elles se bornent , le plus souvent , au ravage d'un champ , d'un jardin , à la destruction d'un arbre. Accablés de travaux sur un sol qui ne leur offre que de faibles moyens de subsistance , ils sont cependant très-attachés au lieu qui les a vu naître. Le charbon qu'ils fabriquent , le beurre et le fromage qu'ils préparent , sont les principales ressources du plus grand nombre. Le gain qu'ils peuvent retirer de ces produits de leur industrie , paraît suffire à leurs besoins ; peu vont chercher au dehors la fortune qui les oublie. On a prétendu (2) que la nature leur

______

(1) Je veux parler ici des habitans de la montagne, en général ; je me plais à convenir qu'il y a parmi eux une foule d'honorables exceptions.

(2) « Les habitans des campagnes sont plus laids que ceux de la ville. » (*Statistique de l'Allier* ; an IX.)

avait donné des formes moins belles qu'aux habitans de la ville : cette accusation qui peut être vraie dans plusieurs points du département, est ici dénuée de fondement. Un reproche d'une tout autre importance qu'on pourrait leur adresser avec justice , c'est leur obstination dans certaines pratiques routinières , qu'il a été jusqu'à ce jour presqu'impossible de vaincre. En vain leur indiquerait-on de nouveaux procédés agricoles, ils cultivent comme faisaient leurs pères. Une aveugle routine sert de bornes à leur étroite intelligence. C'est ainsi que , parmi eux , les générations et les siècles se succèdent en s'imitant !

Mœurs. — Les mœurs, quoi qu'en disent les détracteurs du siècle et les zélateurs des idées rétrogrades, sont biens moins corrompues qu'avant la révolution. Chaque jour elles s'adoucissent et s'épurent par le bienfait de l'expérience et les progrès de la civilisation. La vertu ne décline pas. L'amour conjugal , la vie domestique ont cessé d'être ridicules; peu de villes comptent plus de ménages heureux. Cependant , au sein même de cette régénération morale, le philosophe contemple avec douleur les rapides progrès du luxe, qui, depuis quelques années , a envahi toutes les classes de la société et brisé toutes les limites qui les distinguaient. Dans un pays essentiellement industrieux, cette passion si séduisante pourrait avoir son avantage ; mais ici, les privations particulières et tacites qu'elle impose, portent principalement sur les premiers besoins de la vie, et ne peuvent donner lieu qu'aux conséquences les plus funestes.

RELIGION. — De sages pasteurs dont on aimerait à trouver le modèle parmi ceux qui les ont devancés, s'occupent sans relâche du soin d'éclairer le peuple sur ses devoirs envers la Divinité. Déjà, sous leurs auspices, la religion a repris son empire sur tous les cœurs ; l'exemple de leurs vertus a suffi. Puisse le zèle qui les anime contribuer plus encore au bonheur public, en détruisant cette foule de croyances superstitieuses que fomente, chez certaines gens, une dévotion mal entendue !

GENRE DE VIE. — Le genre de vie des habitans est assez régulier. Leurs jours s'écoulent dans un cercle d'habitudes dont la monotonie est rarement interrompue, et le lendemain voit renaître avec lui les soins, les plaisirs et l'ennui de la veille. Les jours de fêtes sont consacrés en partie aux devoirs de la religion ; l'autre partie est destinée à des amusemens divers, tels que la promenade, la danse, le jeu de boules, etc. Le soir, beaucoup de réunions ont lieu. Je ne connais aucune ville où elles soient plus agréables.

Langage. _ Le langage n'offre rien de bien remarquable, si ce n'est une espèce de patois, qui tend, chaque jour, à se rapprocher de la langue perfectionnée ; souvent, à l'entendre, on dirait que c'est la langue française dans l'état d'enfance, encore enveloppée des langes de la langue romane et du celte. Ses nuances principales consistent dans une prononciation plus rustique, un mode plus irrégulier de conjuguer les verbes. Restes précieux d'un patois plus ancien, on trouve de temps en temps quelques expressions qui n'ont pas leur équivalent dans le français de nos jours. L'accent a une prosodie un peu traînante, qui réunit quelquefois en une seule, plusieurs lettres ou syllabes.

Instruction publique. — Naguères un collége élevé sous d'honorables auspices, et que dirigeaient des professeurs habiles, attirait en foule une jeunesse avide de s'instruire. Dans ces temps qu'il m'est si agréable de rappeler ici, l'éducation ne laissait rien à désirer ; mais l'envie veillait, et sous ses coups devait tomber un établissement qui avait acquis de justes droits à la reconnaissance publique. Depuis cette funeste époque, l'étude des sciences, la culture des arts semblent avoir fui nos murs (1). Un langage aussi sale que grossier,

______

(1) Il est vrai de dire qu'il a été créé depuis, une

est celui que l'on entend le plus communément parmi les groupes d'enfans qui errent dans les lieux publics. Dans les campagnes qui nous entourent, l'ignorance est, pour ainsi dire, universelle. Nulle part, elle ne paraît mieux porter ses fruits que dans les villages de la montagne. Le plus grand nombre n'offre aucunes ressources pour donner aux enfans les connaissances relatives à leur âge. Un peu de catéchisme qu'ils apprennent sans le comprendre, telle est l'éducation donnée à leur intelligence. Ainsi, le mauvais emploi du jeune âge prépare des jours peu utiles à la société.

Une maison d'éducation pour les jeunes filles a été élevée par les soins de l'Administration. Toujours jalouse de contribuer au bien public, on doit lui savoir gré des sacrifices qu'elle a faits pour conserver à la tête de cette institution, une jeune personne que ses talens et sa modestie rendent si digne du poste qui lui est confié.

HABILLEMENT. — La nature, la forme et la couleur des vêtemens n'ont rien de particu-

---

institution secondaire qu'on a même décorée du titre de collége. Cependant, malgré le zèle et l'habileté de celui qui en est le chef, l'instruction élémentaire qu'on y reçoit, est loin d'être en rapport avec les besoins du pays.

lier au pays que je décris. La mode, ce ty-
ran si cher à nos belles, donne seule des lois
dans une matière aussi importante. Que de
maladies on éviterait, dit Rostan (1), si, bra-
vant un ridicule illusoire, on consentait à se
vêtir, tel que la raison l'indique. Ici, comme
partout, les femmes mettent trop d'art dans
la finesse de leur taille. Celles qui devraient,
à cet égard, regretter un défaut d'embonpoint,
cherchent encore à l'amincir à force de compression, tandis que d'autres, déplorant un
excès contraire, ont recours aux mêmes
moyens pour diminuer des appas dont la
masse flatte moins que de belles proportions.
Qu'il me suffise de dire que c'est en courant après cet attrait chimérique, que plusieurs de nos aimables concitoyennes ont gra-
vement compromis leur santé. Je regrette de
ne pouvoir les nommer ; leur exemple prou-
verait plus que nos déclamations contre cette
barbare coutume. Qu'il en est parmi elles qui
doivent à cet abus, la difficulté qu'éprouve
le mamelon de se développer, le chagrin de
ne pouvoir appaiser les premiers besoins de
leur enfant, et de ne pas répondre à son premier sourire ! Mais, que pourrais-je ajouter à

---

(1) Traité élémentaire d'Hygiène.

tout ce qui a été dit sur l'inconvénient des corsets ? Tout le monde sait qu'ils déterminent la stase du sang dans le poumon et le cœur , et qu'ils sont une cause prédisposante d'anévrismes , de palpitations, de phthisie, et d'une foule d'affections des viscères abdominaux. Ah ! lorsque tant de voix éloquentes n'ont pu parvenir à en proscrire l'usage, comment pourrions-nous espérer une réforme à cet égard ? Bornons-nous donc à indiquer ce qu'il y a de moins mauvais dans une chose essentiellement mauvaise. Voici comment s'exprime l'auteur d'un de nos derniers Traités d'hygiène (1). « Il est très-dangereux de faire usage du corset , avant que les organes musculaires et thoraciques n'aient acquis un certain développement. Quand cette époque approche, on pourrait rendre les buscs plus souples , et remplacer la simple toile du corset par des tissus élastiques , qui, sans cesser de s'appliquer au corps et de soutenir la gorge , se prêteraient aux mouvemens continuels du thorax et de l'abdomen , et ramèneraient légèrement les épaules en arrière , sans laisser empreints sur la peau de la partie antérieure

---

(1) Ch. Londe ; *Traité d'Hygiène*, 2.ᵉ vol., pag. 370 ; 1827.

de l'articulation scapulo-humérale , les stigma-
tes d'une pression douloureuse. »

Les vêtemens des hommes sont plus larges , moins gênans que par le passé. La mode ,
parmi eux , ne compte pas de victimes. L'habillement des gens de la campagne est très-
simple : la laine de leurs troupeaux convertie
sur les lieux en étoffes grossières , les couvre
pendant l'hiver, et le chanvre qu'ils ont cultivé ,
est employé à faire les tissus dont ils se vêtis-
sent pendant la belle saison.

Les sabots sont , depuis long-temps , consacrés par l'usage dans nos pays où le sol est si
souvent humide et boueux. Cette chaussure
très-commune en hiver, et que l'on ne saurait
trop recommander , même aux gens riches ,
est extrêmement saine : le bois , comme mauvais conducteur du calorique , a l'avantage de
conserver plus long-temps la chaleur que le
pied lui transmet, et de contribuer encore à
l'isoler de l'humidité du sol.

La manière dont on habille aujourd'hui les
enfans , est bien moins absurde qu'à des époques encore peu éloignées de nous. Cependant , malgré les conseils de tous les gens éclairés , la plupart des nourrices de la campagne
continuent encore à garrotter l'enfant qu'elles
allaitent dans un maillot fortement serré , qu'il
leur arrive quelquefois de suspendre à un clou.

lorsqu'elles veulent vaquer à leurs travaux. Je n'entreprendrai pas de faire l'énumération des maux infinis auxquels peut donner lieu un usage si barbare ; ils sont trop connus. Si un adulte se trouve incommodé parce qu'il éprouve un peu de gêne dans ses vêtemens , à quelle torture ne doit pas être un enfant entortillé de langes fortement serrés , dont la compression douloureuse engourdit les membres fragiles , et les prive du mouvement si nécessaire à leur développement ! Comment s'étonner des cris qu'il fait entendre , au milieu d'inutiles efforts pour briser ses entraves ? Rendez-le à la liberté, bientôt ses larmes cesseront ; un doux sourire vous témoignera tout son bien-être. « Les en-»fans crient , dit Rousseau , du mal que vous »leur faites : ainsi garrottés, vous crieriez plus »fort qu'eux (1). » Ajoutez à cet abus, le séjour prolongé des matières fécales sous d'énormes enveloppes , les excoriations qu'elles peuvent produire, et vous n'irez plus chercher au loin la cause d'une foule d'accidens si communs au premier âge. « Point de têtières , point de »maillot , point de bandes. Des langes flottans »et larges , qui laissent tous ses membres en »liberté , et qui ne soient ni assez pesans pour

____

(1) Rousseau ; *Émile*, liv. Ier , pag. 23.

»gêner ses mouvemens , ni assez chauds pour
»empêcher qu'il ne sente les impressions de
»l'air...... Comparez-le avec un enfant bien em-
»mailloté du même âge , et vous serez éton-
»né, etc. (1) «

C'est une très-mauvaise habitude que celle
où l'on est généralement, d'entourer la tête des
jeunes enfans de coiffures doubles, dont l'une
est souvent en laine. Ce ridicule usage favorise
les congestions vers l'encéphale et les érup-
tions du cuir chevelu , qu'on désigne ordinairement sous le nom de *gourmes* , et qui sont
loin d'être , comme le disent les gens du monde , une dépuration préservatrice des maladies.
Aussitôt que les cheveux sont poussés , on doit
laisser libre la tête de l'enfant. Elle sera cou-
verte alors d'un chapeau de paille à larges
bords, afin de la soustraire à l'action d'un soleil trop ardent. Une coiffure légère suffira
dans les premiers mois du jeune âge.

Nourriture. — Les produits du sol suffisent
à la nourriture des habitans. Les fortunes offrant peu de grands contrastes, et les moyens
de subvenir aux besoins de première nécessité
étant d'ailleurs peu dispendieux , il résulte
une sorte d'identité dans la manière de vivre

---

(1) Rousseau ; *Émile*, liv. I.er, pag. 68.

de chacun, qui laisse au médecin la faculté d'observer les effets généraux de l'alimentation sur l'organisme. Dans les grandes cités, au contraire, où, sous le même toit, le riche et le pauvre s'étonnent souvent de reposer ensemble, rien n'est plus disparate que la manière de vivre de chaque individu; rien n'est plus difficile que de pouvoir apprécier le mode d'action du régime alimentaire sur des masses aussi considérables.

Le pain, malgré l'emploi des farines de qualité supérieure, n'est pas très-beau; sa confection laisse beaucoup à désirer. Je me suis assuré directement que certains boulangers, plus jaloux de leurs bénéfices que de la santé publique, employaient assez souvent l'alun, afin de le rendre plus blanc. L'usage d'un pain ainsi altéré, peut donner lieu à des inconvéniens graves, produire une constipation opiniâtre, que l'on ne sait alors à quoi attribuer. Les familles peu aisées le préparent avec partie égale de farine d'orge et de froment. On ajoute quelquefois à ce mélange, un peu de farine de vesce ou de haricot; quelques ménages n'emploient que la farine de seigle. Dans les temps difficiles, la pomme de terre mêlée à un tiers de froment, nourrit une grande partie de la population.

La viande n'est pas, en général, d'une belle

qualité. La vache, le mouton, le veau, le porc frais, le bœuf, tel est l'ordre de son plus grand débit dans les boucheries. Je ne saurais en indiquer les proportions numériques. La vente du porc frais depuis novembre jusqu'au mois de mai, peut être évaluée à 5o kilogrammes par jour. Zimmermann prétend que l'usage habituel de la chair de cet animal « fait ten-
» dre nos humeurs à la putréfaction (1). » Ce langage, qu'il est un peu difficile de comprendre aujourdhui, est loin d'être exact. La viande de porc frais, comme toutes celles où la fibrine et l'osmazome sont en excès, augmente l'activité de tous les organes, leur donne une plus grande somme de forces. Son usage continué pendant long-temps, dispose les individus sanguins aux congestions irritatives, tandis qu'il peut n'être que favorable aux constitutions molles, lâches, et aux tempéramens lymphatiques.

Depuis long-temps on se plaint, avec raison, de voir débiter sur nos places publiques, des viandes d'animaux morts de maladie. J'ignore jusqu'à quel point leur ingestion peut être nuisible, puisque nous ne possédons aucune observation bien positive à cet égard;

---

(1) *De l'Expérience*, 11.* vol., pag. 289.

cependant, tous les auteurs qui ont écrit sur l'hygiène publique , s'élèvent contre la vente de tels animaux. Elle est interdite dans toutes les villes où il existe de bons réglemens do police.

Il se fait une consommation peu considérable de poisson. Sa cherté le réduit à n'orner que la table des personnes aisées.

Les plantes potagères , les légumes secs se vendent au plus bas prix. Ils forment avec le fromage et les fruits , la base de la nourriture des gens du peuple et des cultivateurs.

Certaines années , à la suite d'un été froid et humide, on voit régner des épidémies de dysenterie , souvent très-alarmantes. Je suis porté à croire, malgré l'autorité de Tissot (1), de Zimmermann et de beaucoup d'autres , que l'usage immodéré des fruits , qui, dans ce cas, n'ont pu atteindre un degré de maturité convenable , ne contribue pas moins à la production de ces épidémies, que les circonstances atmosphériques au milieu desquelles elles se développent. Comme cette maladie affecte de préférence les enfans, qui ont , en général, l'habitude de manger des fruits verts, nous ne saurions trop recommander aux pa-

---

(1) Tissot ; *OEuvres complètes*, liv. I.ᵉʳ, pag. 408.

rens de redoubler alors de surveillance pour les
en empêcher.

DES BOISSONS. — Les différentes sortes d'eaux
qu'on emploie dans l'économie domestique,
sont celles de nos rivières, des puits, et des
nombreuses fontaines auxquelles fournit une
source qui sourd à 1,000 mètres Sud-Ouest
de la ville. L'eau des puits contient une grande
quantité de sulfate de chaux, etc. ; elle pré-
cipite abondamment par l'hydro-chlorate de
barite et l'oxalate d'ammoniaque. La plupart
des boulangers l'emploient à tort pour la confection du pain. Les sels alcalins qu'elle tient
en dissolution, l'air dont elle est privée, doivent beaucoup nuire à la fermentation panaire.
Je suis persuadé que ceux qui n'en font pas
usage, doivent fournir un pain plus beau et
de meilleure qualité. Soumise à l'évaporation,
l'eau des fontaines laisse un résidu peu abondant, composé, en grande partie, d'hydro-
chlorate de soude et de carbonate de magnésie. Les quantités de carbonate et de sulfate
de chaux qu'elle contient, sont extrêmement
faibles. Il est facile de voir que les proportions
dans lesquelles se trouvent ces divers sels, rendent cette eau éminemment salubre. Depuis
quelques années, elle sert de boisson aux
quatre cinquièmes des habitans : on emploie
rarement les eaux du Sichon et du Jolan.

Cette dernière recueillie un peu au-dessus du pont de Genat, est préférable à toutes celles dont on fait usage. Traitée par le nitrate d'argent, l'hydro-chlorate de barite et l'oxalate d'ammoniaque, elle se trouble à peine. Chauffée légèrement, elle laisse dégager des bulles d'air en abondance.

La différence de température des années, les diverses expositions, influent tellement sur la qualité de nos vins, que l'analyse que je pourrais en donner, serait loin d'être satisfaisante. Je me bornerai à indiquer les élémens qui entrent dans la composition du plus grand nombre, et leurs propriétés. On peut dire qu'ils contiennent, en général, beaucoup d'eau et de tartrate acide de potasse, de sulfate de potasse, de tartrate de chaux, de l'acide acétique et de faibles proportions de matière extractive colorante. Soumis à la distillation, ils laissent un résidu assez abondant, et donnent le plus communément de 8 à 10 pour 100 d'alcohol. Pris à des doses considérables, l'ivresse qu'ils déterminent est de courte durée. Leur action sur l'économie m'a paru assez analogue à celle des boissons acidules. J'ai souvent eu occasion de remarquer que les personnes qui ont l'habitude d'en boire abondamment, maigrissent plus qu'elle n'engraissent, effet ordinaire de l'acidité. Comme ces vins sont susceptibles de s'aigrir facilement, il arrive quelquefois que les cabaretiers ajoutent la craie, l'alun ou la potasse pour les rendre plus doux et arrêter la fermentation, ou bien pour corriger l'âpreté que le tartre leur donne. Lorsque les raisins ont été recueillis avant leur parfaite maturité, ce qui a lieu assez souvent, on emploie les mêmes moyens pour diminuer la verdeur du vin. Il vaudrait bien mieux alors faire évaporer le jus de raisin, s'il est trop aqueux, et ajouter pour remplacer la matière sucrée qui manque, une certaine quantité de sucre brut.

La préférence que le peuple accorde aux vins fortement colorés, fait encore qu'un assez grand nombre de débitans emploient pour rendre la couleur plus foncée, des décoctions de baies de mûrier noir, d'yèble, ou d'airelle. Le hasard m'a fait assurer que quelques-uns d'entre eux, afin de donner plus de goût aux vins blancs, laissaient macérer dans les tonneaux les intestins d'un mouton tué récemment. Toutes ces altérations plus ou moins dangereuses, et qui malheureusement sont trop communes partout, devraient enfin éveiller l'attention de l'autorité. A voir son extrême insouciance à cet égard, on serait tenté de croire que la police n'a autre chose à considérer dans les caves où elle entre, que les énormes tributs que le fisc en retire. Pourquoi ne pas donner aux agens qui les visitent si fréquemment, des instructions pour s'assurer de la falsification des vins ? Qu'importe à la santé publique que l'on condamne au profit du trésor, un malheureux qui aura voulu soustraire deux ou trois pièces de vin à des droits de contrôle? Ne vaudrait-il pas mieux punir sévèrement ceux que j'ai signalés plus haut (1) ?

Le vin qui est le plus en usage parmi les gens du peuple et de la campagne, est extrêmement léger et d'une saveur acidule. Il est connu sous le nom de *Boisson*. Sa préparation consiste à laisser fermenter pendant quinze jours environ, le marc de raisin sur lequel on a projeté de l'eau en plus ou moins grande quantité.

Lorsque l'année est abondante en fruits, on fait 200 à 300 pièces de cidre ou de poiré.

---

(1) A Paris, les accidens nombreux qu'ont occasionés ces dangereuses falsifications, ont excité la vigilance de la police. De fréquentes visites sont faites chez les marchands de vin et traiteurs, notamment chez ceux sur le compte desquels ont été portées quelques plaintes : lorsqu'on reconnaît la justesse de celles-ci, ils sont non-seulement condamnés à de fortes amendes; mais leurs vins sont saisis et versés dans les rues. — Lachaise ; *Topog. de Paris*, pag. 271.

Toutes ces diverses boissons déterminent, en général, lorsqu'elles sont nouvelles, une action légèrement purgative avec formation d'une certaine quantité de gaz. Un peu plus tard, elles sont moins excitantes, et peuvent être prises sans inconvénient pendant le repas. Le cidre et le poiré se conservent peu.

Repas. — Fidèles, sous ce rapport, aux usages de leurs pères, les habitans font ordinairement trois repas. Un heureux mélange d'alimens de plusieurs espèces à peine assaisonnés, un vin léger, telle est en peu de mots leur nourriture la plus ordinaire. Elle se compose tout entière des productions qui naissent à leurs côtés. Dans quelques circonstances, cependant, on met à contribution celles des divers pays. Je veux parler de ces nombreux repas auxquels les personnes aisées s'invitent, et où le luxe et la gastronomie semblent presque toujours s'être donnés rendez-vous. « Lorsque je vois ces tables à la mode, s'écrie Addisson, couvertes de tant de richesses, je m'imagine voir la goutte, l'hydropisie, la fièvre, la léthargie en embuscade sous chaque plat. » Cette boutade du philosophe anglais sonnera mal dans un temps où tout se traite à table, et où l'on croirait que les destinées d'un peuple peuvent dépendre du cuisinier d'une Excellence. Toutefois elle est par trop exagérée ; il est certain que les grands repas sont devenus moins nuisibles depuis la perfection de l'art culinaire et l'amélioration de nos usages : il n'est plus du bon ton de s'enivrer, comme faisaient nos aïeux ; une politesse malentendue ne force plus à farcir l'estomac de cent sortes de mets, etc. Ces considérations, je le répète, ont diminué le danger des grands repas ; mais elles ne suffisent pas pour excuser les habitans de nos pays, de se livrer avec trop d'ardeur aux plaisirs de la table.

Aux yeux du médecin philosophe, la tempérance n'est pas seulement une vertu, elle est une pratique indispensable à l'entretien de la vie. Je me garderai bien cependant d'en chercher le modèle parmi ces malheureux, qui, par des règles de vie absurdes, par d'austères macérations, croient forcer le Ciel à s'ouvrir pour eux. Entre ces deux extrêmes, il est un terme que le sage doit connaître : user de tout avec modération, tel est le vœu de la nature. Qu'on ne croie pas ici, que je veuille blâmer les lois diététiques de l'Église ; j'attaque les abus, bien persuadé qu'ils répugnent à l'esprit de toute religion. Si ma voix se fait entendre, on ne verra plus désormais dans notre pays, une dévotion malentendue choisir chaque année, et à la même époque, de nouvelles victimes.

Exercices. — Les anciens législateurs , plus jaloux de former des défenseurs à la patrie que de la livrer froidement à l'or de l'étranger , attachaient la plus grande importance à l'éducation physique des peuples. Persuadés que le développement régulier des forces devait former des corps sains et robustes , ils avaient institué les jeux olympiques et une foule de gymnases particuliers , où tous les rangs , tous les âges venaient s'exercer tour à tour. Il ne nous appartient pas de rechercher quelles ont été les causes qui ont pu faire tomber en désuétude d'aussi belles institutions , ni d'examiner jusqu'à quel point il serait d'un gouvernement sage d'en favoriser le rétablissement : l'époque qui a enlevé à notre art un de ses moyens les plus puissans , est digne de tous les regrets. Puissent nos vœux hâter le succès de ces amis de l'humanité. qui s'efforcent aujourd'hui de remettre en vigueur ces antiques écoles !

Privée du bienfait d'une telle ressource , la médecine est réduite à noter l'influence que doit produire sur l'organisation, la somme de mouvemens auxquels chaque individu se livre; aussi me bornerai-je dans cet article , à passer en revue les travaux multipliés et les distractions des diverses classes qui composent la population de Cusset. Dans leur examen, j'essaierai de faire connaître leur mode d'action sur l'harmonie des diverses fonctions.

Si l'on jette un coup-d'œil sur l'industrie du pays, on voit que, depuis quelque temps, les fabriques et les ateliers semblent naître de toutes parts; une foule de bras inutiles jusqu'alors, sont employés aux nombreux travaux qu'exigent ces divers établissemens. Il résulte de cette activité nouvelle, que la somme du mouvement général est aujourd'hui presque multiple de ce qu'elle était, il y a dix ans. Ces exercices, dont la répétition constitue, en dernière analyse, toutes les professions, n'agissent pas sur les mêmes organes, et ne demandent pas le même développement de forces. Pour mieux faire connaître la manière dont ils agissent, je les diviserai en deux groupes. Dans le premier, je placerai ceux où il y a excès de mouvement; dans le second viendront se ranger ceux qui représentent une somme de mouvement trop bornée.

Considéré d'une manière générale, l'exercice dans la classe ouvrière, résultant rarement de la mise en action de toutes les puissances musculaires, ne saurait déterminer le développement régulier des forces physiques. Les organes chargés plus spécialement d'agir, se développent au préjudice de ceux qui restent dans l'inaction, et déterminent à la longue, une disposition morbide dans certains appareils. Ainsi , dans les professions où il y a excès de mouvemens musculaires, la répétition de l'exercice n'étant pas proportionnée aux forces des individus , amène presque toujours une vieillesse prématurée, une disposition aux hernies , aux rhumatismes chroniques ; les muscles se dessèchent, les vaisseaux des extrémités deviennent variqueux , etc. Rien n'est plus ridicule que d'entendre répéter , chaque jour, aux gens du monde , que les laboureurs , les journaliers, et, en général , tous ceux qui se livrent à des travaux rudes , vivent aussi long-temps que les riches qui jouissent modérément des agrémens de la vie. S'ils consultaient les tables de mortalité des diverses professions , ils verraient que , chez la plupart des ouvriers , le terme de la vie dépasse rarement soixante ans. Ce premier groupe appartient évidemment à la classe des laboureurs , des vignerons, des journaliers, des rouliers , des portefaix et des scieurs de long de nos pays. Toutes ces professions dans lesquelles les travaux excèdent presque toujours les forces , et où l'alimentation suffit souvent à peine à la réparation des pertes, ont encore à lutter sans cesse contre les vicissitudes atmosphériques. Parvenus à un âge peu avancé , les individus qui les exercent , offrent , en général, les dehors

de la vieillesse. Leurs articulations roidies par
le travail ont perdu leur souplesse, leur mains
dures et calleuses ne sont plus aussi flexibles;
inclinés sans cesse pour travailler la terre,
supporter des fardeaux, cette position détermine chez eux l'affaiblissement des muscles
sacro-lombaires, sur lesquels ceux de l'abdomen plus exercés finissent par l'emporter.
Le corps entraîné en avant par la fréquente
flexion des vertèbres du dos, ne pouvant
plus alors revenir sur lui-même, se courbe
de bonne heure. Cette inclinaison habituelle
du tronc explique suffisamment la plupart des
affections chroniques des organes thorachiques,
auxquelles succombent fréquemment ceux qui
parviennent à un certain âge. Au reste, cette
classe est, en général, très-sujette aux maladies inflammatoires. Il ne peut en être autrement. L'augmentation de l'action organique
est loin de se borner aux contractions musculaires, elle retentit dans toute l'économie :
son influence doit donc s'étendre aux divers
appareils. C'est une loi physiologique tellement reconnue, qu'il serait oiseux de nous y
arrêter davantage.

La seconde série comprend, ainsi que je
l'ai dit plus haut, les professions où il y a
défaut d'exercice ; en d'autres termes, celles
où les mouvemens sont trop bornés. Non

moins nombreuse que la première , elle se compose de cette foule d'ouvriers de tout sexe qui travaillent debout ou assis, et que l'on rencontre dans nos fabriques , nos ateliers et nos magasins. Obligés par le genre de leurs travaux à n'exécuter que des mouvemens peu étendus , et d'avoir , dans la plupart des cas , une attitude contraire à la santé , il est facile de prévoir que cet exercice négatif doit jeter les organes dans l'inertie, faire stagner les humeurs , rendre la digestion plus tardive et plus pénible, ralentir l'absorption intestinale , augmenter l'exhalation graisseuse , et disposer enfin tous les viscères à des congestions difficiles à résoudre, surtout lorsque la station est prolongée , ainsi que l'exigent, par exemple , certains travaux dans les papeteries. Il n'est pas rare d'observer l'œdématie des jambes, et de voir survenir des varices, des ulcères chroniques , etc.

Heureux encore , lorsque le lieu où ils travaillent n'est pas humide et malsain ! Tous ces divers individus ont une habitude de corps qui est particulière à leur profession. Elle résulte de l'exercice plus fréquent de certaines puissances musculaires. Ainsi, ceux chez qui les ligamens externes des vertèbres du dos sont ordinairement distendus , ont rarement une attitude droite : tout le monde connaît la démarche particulière aux tailleurs , etc. Comme tous ces inconvéniens proviennent du défaut d'exercice , le moyen de les prévenir est facile à trouver. On devra donc , autant que possible , ne pas conserver trop long-temps la même position , se promener en plein air dans l'intervalle des travaux , cultiver une petite pièce de terre, la sarcler , l'ensemencer. Ce conseil , auquel Ramazzini (1) tient beaucoup , paraît ne pas avoir échappé au sage directeur d'un de nos plus beaux établissemens (2). Il en connaissait, sans doute , toute l'importance, lorsqu'il résolut de donner à chacun de ses ouvriers , un jardin qu'ils se plaisent à cultiver dans leurs momens de loisir. Nous ferons remarquer que , malgré toutes les chances défavorables attachées à leur profession , ils sont ici très-rarement malades.

Il convient de dire que , dans nos pays , la plupart des artisans se livrent avec plaisir à différens exercices qui demandent un développement de forces assez considérable. Le jeu de boules est celui qui m'a paru réunir le plus d'avantages. Les jours de fêtes , la danse, la promenade font les distractions du plus grand

----

(1) *De morbis artificum diatriba.* 1713.
(2) La grande papeterie.

nombre. Cette liberté de mouvemens , ce renouvellement des forces auquel l'instinct , il est vrai , semble prendre plus de part que le raisonnement , ne peuvent donner lieu qu'aux résultats les plus heureux.

Que le médecin appelé à exercer son art dans la classe ouvrière , se garde bien de prodiguer les purgatifs et les évacuations sanguines ; qu'il n'oublie pas que la constitution débile de la plupart des individus qu'elle renferme , doit, lorsqu'elle est atteinte , se trouver fréquemment au-dessous du degré de forces si nécessaire à la résolution des maladies.

Le groupe qui représente l'autre partie de la population , se compose , en grande partie , d'individus qui sont occupés à des travaux de cabinet , et d'oisifs plus heureux , jouissant paisiblement de la fortune qu'ils ont amassée. Les premiers seuls sont exposés à tous les inconvéniens d'une vie trop sédentaire. La position assise et courbée qu'ils conservent pendant la plus grande partie du jour, les dispose aux engorgemens chroniques des viscères de l'abdomen , du foie , de la rate , et à une foule de maladies que j'ai déjà signalées : on ne saurait trop leur recommander d'agréables distractions, la promenade , la paume , le billard , quelques heures de chasse , etc. ; nul doute que ces exercices pris avec modération ;

ne déterminent sur l'appareil locomoteur une heureuse révulsion. Cet appel de fluides à la peau et dans les muscles suspendant momentanément l'action organique qui préside aux facultés intellectuelles et affectives, ne peut être qu'une circonstance favorable à l'entretien de la vie, à la conservation de la santé.

En général, tous ces exercices conviennent, surtout aux individus lymphatiques ; ils débarrassent les vaisseaux blancs de l'énorme quantité de sucs qui les surcharge , et contribuent, par conséquent , au développement d'une constitution plus active.

On s'étonnera , sans doute , de ne pas trouver ici l'éloge de la chasse. Il me serait bien agréable d'avoir à le faire , si tous ceux qui se livrent à cet exercice, ne dépassaient fréquemment les bornes qu'il impose. Mais , on veut faire parade de la résistance que l'on peut opposer aux fatigues ou aux intempéries de l'air ; on oublie que la durée de cette distraction n'est pas toujours proportionnée aux forces des individus , et qu'en outre, tous ne sauraient lutter avec un égal succès contre les variations atmosphériques. Cet oubli de principes explique pourquoi on voit tant de chasseurs atteints de rhumatismes chroniques, de douleurs arthritiques, de dilatations variqueuses aux extrémités inférieures , etc.

Le reproche que l'on adresse assez généralement aux femmes d'être trop sédentaires, ne peut recevoir ici une application exacte. A quelque classe qu'elles appartiennent, on les voit fréquenter assez assidument nos promenades. Toutes s'y montrent avec plus ou moins de richesse dans les ajustemens; mais toutes avec un égal désir de plaire. Esclaves de la mode, l'état ordinaire de gêne et de constriction qui résulte de la disposition de certaines parties de leurs vêtemens, nuit singulièrement aux avantages qu'elles pourraient retirer de ces exercices répétés. Quelques-unes, moins agissantes, semblent préférer à des distractions aussi salutaires, l'intérieur de leurs appartemens, où elles s'occupent à la lecture d'ouvrages peu sérieux, ou à des travaux qui n'exigent d'autres mouvemens que celui des doigts. Cette inaction du physique peut donner au système nerveux une susceptibilité telle, que la moindre cause suffit ensuite pour amener des désordres graves. C'est en vain que, dans ces circonstances, le médecin aurait recours aux recettes des officines et à ces pompeux anti-spasmodiques, prônés, chaque jour, par l'ignorance. Les moyens hygiéniques seraient les seuls efficaces : je ne les indique pas, ils sont faciles à prévoir.

Le goût de la danse est très-général. Les mouvemens répétés d'extension et de flexion que cet exercice exige, l'activité plus grande qu'il imprime à certaines fonctions, devraient, s'il était pris dans des circonstances convenables, modifier, de la manière la plus avantageuse, les effets nuisibles de la vie sédentaire. Il serait facile d'atteindre un tel but, si les bals avaient lieu dans des endroits plus spacieux, et si aucun lien ne comprimait le corps et ne gênait les mouvemens de nos aimables danseuses. Dans ces petits salons où l'on veut donner de grandes soirées dansantes, auxquelles, d'ailleurs, il n'est plus du bon ton de sauter, mais de marcher en cadence, l'air qui circule, surchargé d'exhalaisons de toute espèce, ne saurait être propre à la respiration. Souvent une poussière abondante vient ajouter encore aux inconvéniens de ces réunions, où l'on s'attendait à ne trouver que le plaisir. Portée dans les voies respiratoires, elle doit contribuer singulièrement aux affections du poumon, que la moindre impression du froid suffit pour développer plus tard. Cette dernière circonstance, qui peut avoir les résultats les plus fâcheux, devrait engager les personnes chez qui ces réunions ont lieu, à faire cirer et frotter les appartemens où l'on danse.

Considéré chez les enfans, l'exercice mérite de fixer un instant notre attention. On peut croire, sans être partisan des causes finales, que la mobilité extrême dont ils jouissent dans le premier âge, est un avertissement salutaire qui semble indiquer combien le mouvement est nécessaire à leurs membres débiles. S'opposer à leur développement, n'est-ce pas méconnaître alors le vœu de la nature ? Que signifient ce vain attirail de lisières, et ces appuis qu'on leur donne pour marcher de bonne heure ? Croit-on que ces moyens soient plus utiles à l'accroissement de leurs forces, que les efforts qu'ils font pour s'élever, se dresser, se soutenir, lorsqu'on les laisse s'exercer à leur manière sur un tapis ou sur une natte, et que, libres de toutes entraves, ils s'essaient à diriger leurs pas ou à maintenir leur équilibre ? Jamais toutes ces espèces d'assurances contre les chutes, ne vaudront l'adresse que leur donne l'expérience d'accidens dont la gravité est toujours diminuée par la petitesse de leur stature, et le sentiment de leur instabilité ; précautions ridicules, elles habituent leur corps à une position inclinée qui retarde de beaucoup le moment où ils peuvent se soutenir dans la situation verticale, changent la direction de l'axe vertébro-sternal du thorax, s'opposent au développement des organes contenus dans cette cavité, gênent le cours du sang dans les vaisseaux axillaires, et amènent assez souvent la déviation des extrémités inférieures encore trop faibles pour supporter le poids du corps.

A peine échappés à la mollesse du premier âge , on s'empresse de les livrer à quelques pédans, qui, jaloux d'en faire de petits prodiges , les forcent à passer des heures entières la poitrine courbée sur des livres ingrats. Heureux, lorsque leurs récréations ne sont pas employées à des pratiques qui exigent une attitude difficile, et que , d'ailleurs , ils ne comprennent pas encore ! Ce n'est pas ainsi qu'agissaient ces anciens peuples , dont on leur offre , sans cesse , le modèle. Ils envoyaient leurs fils au Portique , au Gymnase, au Lycée, où tour à tour ils se disputaient le prix de l'éloquence , de la force et des beaux arts. Combien de fois leur front chargé de la triple couronne, annonçait à la patrie ce qu'elle devait espérer d'institutions aussi belles , et où le physique et le moral étaient si heureusement développés ! Je le répéterai jusqu'à satiété , c'est une étrange erreur de croire qu'une constitution vigoureuse ne puisse s'obtenir qu'au détriment des facultés intellectuelles : une telle opinion ne peut être que le partage de ces hommes si fortement dominés par les préjugés , qu'ils détournent sans cesse les yeux de la vérité , de crainte d'être forcés de la reconnaître. Qu'on établisse dans chaque ville , ou mieux encore , dans chaque collége , un gymnase normal , dont la direction serait confiée à des hommes munis de connaissances suffisantes pour apprécier quelle sera la direction à imprimer aux exercices , selon les âges , la constitution, etc. L'hygiène alors ne sera plus étrangère à notre vicieux système d'éducation , et l'on approchera ainsi de ce degré de perfection qui, jusqu'ici, semble n'avoir été qu'un rêve.

DE L'ÉTAT DE LA MÉDECINE ET DE LA CHIRURGIE A CUSSET ET DANS SES ENVIRONS. — Ceux qui ne sauraient lire sans aimer à trouver toujours quelques applications , quelques malignes personnalités , éprouveront , sans doute , un mouvement de joie , à la vue d'un article dont le titre seul suffira pour exciter d'avance toute leur curiosité. Qu'ils se désabusent ; je ne veux faire aucun portrait , aucune allusion indiscrète. Je laisse à certains esprits le besoin du ridicule et du scandale ; de telles armes ne me conviennent pas. J'éprouve en ce moment trop de plaisir à pouvoir témoigner publiquement , toute l'estime que m'inspirent le savoir et la sage expérience de ceux qui exercent la médecine dans notre pays. Une diminution sensible dans la mortalité (1) depuis 1817 , est une

____

(1) Voir le chap. V.ᵉ , art. *Mortalité*.

preuve évidente qu'ils ne sont pas restés étrangers à l'heureuse impulsion qu'une saine philosophie a donnée, dans ces derniers temps, à toutes les sciences physiques, et surtout à l'observation médicale. Un résultat si heureux est leur plus bel éloge. L'exposé rapide des diverses doctrines qui m'ont paru les diriger, suffira, j'espère, pour démontrer qu'elles sont encore susceptibles de modifications importantes, et que, par conséquent, elles pourront exercer un jour une influence plus réelle sur la conservation des individus.

On peut, sans craindre d'être injuste, adresser aux médecins de notre pays, le reproche si général de s'être trop hâté peut-être, d'adopter sans un sévère examen, quelques idées-mères qui leur tiennent lieu de toute explication, et servent de base à l'application de leurs moyens de traitement. Humoristes ou solidistes, leur philosophie trop exclusive nous a paru rapporter tout à un seul principe, dont ils feignent, sans doute, de ne pas apercevoir l'insuffisance. A les entendre, on serait tenté de croire que chacun d'eux a trouvé dans les théories qu'il a embrassées, non pas quelques fragmens de vérité, mais la vérité tout entière : or, si les principes des uns sont bons, que doivent être ceux des autres ?

Fidèles conservateurs des vieilles doctrines,

étrangers, d'ailleurs, aux progrès de l'anatomie pathologique, quelques-uns des médecins qui nous précèdent, ne voyant partout qu'altération dans les liquides, n'attachent presqu'aucune importance au siége des maladies. Toute leur attention se porte vers l'humeur qu'ils prétendent être viciée : l'indication est toujours de la chasser ou de la corriger. D'autres, considérant comme asthénique le plus grand nombre des maladies, prodiguent, avec une étrange opiniâtreté, les stimulans et les toniques. Leurs formules trop compliquées rendent, pour ainsi dire, impossible à reconnaître et à suivre l'action thérapeutique de chacune des substances dont elles se composent. L'effet que l'on attend de pareilles combinaisons, repose trop évidemment sur les chances du hasard, pour ne pas croire que, malgré leur longue pratique, les médecins qui ont ordinairement recours à cette polypharmacie routinière, doivent souvent admettre comme faits exacts, ceux que leur présente un aveugle empirisme. Dédaigneux quelquefois envers la nouvelle génération médicale, on dirait que le nombre de leurs années doit donner la mesure de leur habileté. Prétendant suivre les seules lois de l'expérience, ils rejettent au loin les découvertes nouvelles, et se glorifient même d'être restés stationnaires au milieu des progrès de notre art.

Je sens combien il est difficile dans un ouvrage de cette nature, de signaler l'insuffisance des doctrines médicales le plus généralement suivies, sans s'exposer à encourir le blâme de quelques personnes ; mais, je le répète, ce serait une perfidie que de faire aux individus l'application de choses que je m'efforce de présenter d'une manière générale.

La médecine physiologique a trouvé ici de nombreux partisans. Si elle a des avantages incontestables sur les méthodes qui l'ont précédée, on ne saurait disconvenir, cependant, qu'elle a étendu ses principes au-delà des bornes, et qu'entraînée par la manie de vouloir tout expliquer, elle a oublié trop souvent de s'appuyer sur l'exactitude des faits. La simplicité illusoire de cette doctrine, l'a fait adopter aveuglément par la plupart de nos officiers de santé, voire même par certains docteurs. Entièrement opposés aux anciens médecins, ils voient partout un excès de vitalité, et semblent s'être fait une loi de ne jamais administrer les toniques, ni les excitans. On sait cependant de quel secours sont ces médicamens dans certains cas. Il est vrai qu'on en a abusé, et qu'on en abuse encore tous les jours. Mais, est-ce là une raison suffisante pour les proscrire ; et l'abus que l'on fait d'une chose a-t-il jamais prouvé son inutilité ? N'est-il pas ridicule , au contraire , de regarder presque toutes les maladies comme des nuances d'une seule et même affection (l'irritation), et de leur opposer sans cesse les sangsues et l'eau de gomme ? L'expérience clinique devant laquelle viennent s'évanouir chaque jour les théories les plus brillantes , a démontré qu'il était une foule de circonstances où l'emploi des toniques et des stimulans était suivi du plus grand succès. Espérons donc que nos jeunes confrères s'empresseront d'abandonner tout ce que cette doctrine renferme de systématique , pour s'en tenir désormais à l'observation rigoureuse des faits. C'est le vœu de tous ceux qui , étrangers à tout esprit de coterie , désirent avec ardeur l'avancement de la science.

Honneur aux praticiens qu'un sage éclectisme dirige dans l'exercice de leur art , et qui, loin d'adopter tel ou tel systême, savent choisir avec habileté ce que l'un ou l'autre peut présenter de vrai ! Leur carrière est un bienfait pour l'humanité. Puisse l'exemple de leurs succès ramener à des idées plus raisonnables, ce petit nombre d'hommes que toute innovation effraie, et qui, rejetant sans examen les recherches sublimes des Laënnec (1), des Brous-

---

(1) De l'Auscultation médiate et des Maladies des poumons et du cœur.

sais (1) , des Lallemand (2) , etc. , s'obstinent
à ne voir les choses que comme elles étaient ,
il y a 5o ans , soit que ces découvertes con-
trarient leur manière de voir, soit qu'ils éprouvent de la répugnance à avouer qu'ils étaient
dans l'erreur , ou que la paresse et la négligence les empêchent d'en sortir.

Je dirai peu de mots sur la manière dont la
chirurgie est exercée dans nos pays. Les préjugés qui la séparaient naguères de la médecine,
n'ont presque rien perdu de leur pouvoir ; elle
est encore entre les mains des officiers de santé
et des rhabilleurs. Il est vrai de dire que, depuis plusieurs années , quelques médecins s'en
occupent avec plus ou moins de succès. Les
cas chirurgicaux qui réclament de grandes opérations , sont, d'ailleurs, assez rares dans nos
pays , et les malades préfèrent alors se faire
transporter à Clermont. Les accouchemens nous
ont paru avoir fixé toute l'attention de nos confrères: grâces à leur habileté , on en voit peu
qui soient suivis d'accidens graves. J'ai entendu
leur reprocher d'employer souvent le forceps ,
là ou la main suffirait seule pour terminer le

____

(1) Traité des Phlegmasies chroniques.
(2) Recherches anatomico-pathologiques sur l'Encéphale et ses dépendances.

travail, et si les faits que l'on m'a rapportés sont exacts, ce reproche ne serait que trop fondé. On me dispensera sans doute de donner l'explication d'une telle conduite, il serait impossible de pouvoir la justifier.

Ici, comme partout, on crie contre l'impuissance de la médecine, et l'on ne craint pas d'ajouter foi aux pratiques absurdes, aux remèdes insignifians que prône chaque jour un dégoûtant empirisme. Le peuple (celui de nos campagnes surtout), lorsque sa santé est altérée, semble n'obéir encore qu'aux impulsions de la déraison : des recettes dont on ne connaît ni la propriété, ni l'application en temps convenable, sont répandues avec profusion. On croit rendre service, et l'on ne fait le plus ordinairement qu'aggraver la position des malades. Tout le monde veut se mêler de médecine, chacun croit la connaître ; et cependant, quelle science est plus étrangère que celle-ci aux idées du vulgaire ?

Là, c'est une femme qui, entraînée par l'appât du gain, plus que par tout autre motif, se livre publiquement à la vente de médicamens et de recettes *admirables* contre la brûlure, les écrouelles, etc.

Plus loin, un hardi rebouteur ouvre, chaque samedi, un cabinet de consultations. Sa main habile possède le secret merveilleux de connaî-

tre tous les dérangemens physiques de nos organes. Le crédit de tel saint naguères tout-
puissant pour la cure de certaines maladies ,
ne peut plus soutenir la concurrence ; seul , il
tient sous sa dépendance une aussi grande
masse d'individus que tous les docteurs du
pays.

Dans un cabaret voisin, son modeste rival
attend de nouvelles dupes. A la seule inspection des urines , il prononce sans hésiter
quelle est la maladie dont on est affecté ,
quelle sera sa terminaison , le traitement qui
lui convient. Et la foule se presse autour de ce
misérable !

Croira-t-on que, dans quelques-unes des campagnes qui nous environnent, le pouvoir des
sorciers soit encore accrédité ? Cette espèce
de fourbes s'introduit mystérieusement dans la
chaumière du cultivateur, *lève le sort* qu'un
génie malfaisant a jeté sur le malheureux que
la douleur retient depuis plusieurs mois au lit:
quelques mots , quelques signes cabalistiques
suffisent pour chasser l'esprit malin..... Et, cependant , l'Autorité connaît tous ces abus, et
sa coupable indulgence sait pardonner à ces
hommes sans pudeur , dont la grossière ignorance compromet chaque jour la vie des ci-
toyens ! Ne dirait-on pas qu'elle veut partager
les erreurs et les préjugés du vulgaire, et qu'il

importe peu d'ailleurs de voir le charlatanisme
l'emporter sur les lumières? Il serait temps
enfin de faire cesser un pareil scandale. Les
moyens de parvenir à ce but, seraient, 1.º d'engager des praticiens instruits à donner, plusieurs fois par semaine, des consultations gra-
tuites aux indigens; ou mieux encore, d'établir
un dispensaire, où seraient délivrés *gratis*,
d'après le *visa* d'un Administrateur, les médicamens portés sur les ordonnances des médecins nommés *ad hoc* ; 2.º de réprimer sévèrement cette foule de jongleurs qui spéculent sur
la crédulité publique, en vendant des remèdes secrets, ou en exerçant l'art de guérir,
sans mission, sans titre, sans connaissance ;
3.º de favoriser l'enseignement élémentaire parmi le peuple et les gens de la campagne. Ce
moyen est, à mes yeux, l'un des plus importans. L'ignorance et la crédulité ont toujours marché de compagnie.

CHAPITRE V.

STATISTIQUE.

Mouvement de la population de 1763 à 1827.

Les renseignemens positifs que j'ai obtenus, le dépouillement pénible que j'ai fait des divers registres de l'État civil, m'ont permis d'établir des calculs approximatifs, aussi exacts que possible, sur le mouvement de la population de Cusset, pendant l'espace de 52 ans. Persuadé de la vérité de cette maxime d'un philosophe grec (1), et de toute son importance, je livre avec plaisir à mes concitoyens le résultat de mes recherches ; j'aime à croire qu'il pourra leur être utile.

Population. — Le terme moyen de la population a été, de 1763 à 1788, de 3,450 individus; de l'an IX à 1814, il a été de 4,000, et de 1814 à 1827, de 4,500. Au premier janvier 1763, la population totale était de 3,150 ; au premier janvier 1827, de 4,891 individus: différence 1,741. Si elle eût continué à s'élever en suivant une pro-

---

(1) *Et mundum regunt numeri.* Le monde est régi par des nombres. (Platon.)

gression arithmétique comme dans la première série, on voit qu'au lieu de 4,891 (1), elle n'eût donné pour produit que 4.350. Cet excédant de 541, que l'on trouve à la dernière série, et qui représente seul une augmentation du 9.e de la population, tient en partie à la nouvelle forme politique du Gouvernement, à une infinité de causes morales qui découlent de celle-ci, et non moins encore aux progrès de la médecine, dont le seul désir est de rendre plus heureuse l'existence de l'homme. J'examinerai dans ce chapitre, quels sont les moyens qui concourent à augmenter la population, et surtout à la conserver.

MARIAGES — Terme moyen de 1763 à 1788, 32 par an.

    Rapport avec la population, :: 1 : 107.
    De 1763 à 1776, terme moyen , 29.
    Rapport avec la population, :: 1 : 100.
    De 1776 à 1788, 36.
    Rapport avec la population, :: 1 : 114.
    Maximum en 1780, 49.
    Minimum en 1771, 12.
    D'après Necker, les mariages étaient alors à la population de la France, :: 1 : 110.

---

(1) Recensement fait le premier janvier 1827.

De l'an IX au premier janvier 1827 , terme moyen , 35.

Rapport avec la population, :: 1 : 121.

De l'an IX à 1814 , 51.

Rapport avec la population , :: 1 : 129.

De 1814 à 1827 , 40.

Maximum en 1823 , 58.

Minimum en 1810 , 23.

Rapport avec la population , :: 1 : 112.

Aujourd'hui les mariages sont en France, :: 1 : 138 ;

— — Dans notre département , :: 1 : 116.

Comparé à celui des naissances , le nombre des mariages était avant la révolution , :: 1 : $4 \frac{8}{30}$.

Depuis 1814, il est :: 1 : $5 \frac{12}{40}$. Une chose remarquable, c'est qu'il a été, de l'an IX à 1814 , :: 1 : 4 (1).

Ainsi, toute proportion gardée, les mariages ont aujourd'hui augmenté d'un douzième , les naissances ont diminué d'un quart; et cependant la population a une progression telle, qu'elle excède d'un dixième environ, ce qu'elle devrait

---

(1) Il est inutile de dire ici à quoi tient cette augmentation de naissances de l'an IX à 1814. On en trouvera facilement l'explication , si l'on se rappelle le Gouvernement militaire sous lequel nous vivions alors.

être, si l'on calculait d'après les premières données qu'elle nous a fournies. A quelles conséquences importantes ne pourrait-on pas parvenir, si l'on considérait ce tableau comparatif sous
un point de vue politique! Il semble aider à démontrer que rien n'invite plus à se marier, que
l'assurance d'une subsistance aisée, et que les
États policés ne sont pas peuplés en raison
des enfans qui naissent, mais bien en raison
de ceux qu'on y conserve. C'est ainsi qu'un plus
grand nombre de naissances avant 89, n'attes-
tait autre chose qu'un plus grand nombre de
morts. Mais, je laisse à d'autres le soin d'achever un tel examen; il dépasserait les bornes que
m'impose la nature de cet ouvrage.

NAISSANCES. — Terme moyen, de 1763 à 1788,
142 par an.

Rapport avec la population, :: 1 : 24.

Maximum des naissances en 1788, 194.

Minimum en 1772, 95.

De 1763 à 1788, les naissances illégitimes
formaient le 8.ᵉ de la reproduction totale.

En France, le rapport moyen des naissances
avec la population était alors :: 1 : 25, et celui
des enfans naturels, :: 1 : 34.

De l'an IX à 1827, terme moyen des naissances, 126 par an.

Rapport avec la population, :: 1 : 33 $\frac{46}{93}$.

De l'an IX à 1814, terme moyen, 120.

Rapport avec la population, :: 1 : 35 $\frac{40}{100}$.

De 1814 à 1827, terme moyen, 132.

Rapport avec la population, :: 1 : 34 $\frac{12}{3,5}$.

Maximum des naissances en 1826, 188 (1).

Minimum en 1811, 87.

Le rapport moyen des naissances avec la population, est pour la France, :: 1 : 31 ;

Et pour l'Allier, :: 1 : 35.

Le nombre des naissances illégitimes forme aujourd'hui le 8.e de la reproduction totale. Il est facile de s'en convaincre par un calcul fort simple : 19 années ont donné 2,904 naissances ; retranchez de ce produit 365 enfans naturels reconnus ou non, et vous aurez la proportion :: 1 : 7. En prenant le terme 8, il y a une différence de 16 dans les deux produits : j'ai cru inutile d'en tenir compte.

Le rapport moyen des enfans naturels aux enfans légitimes est pour la France, :: 1 : 14, et pour notre département, :: 1 : 15.

Je dois faire remarquer ici, que cette augmentation de naissances hors le mariage, est loin de contredire ce que nous avons avancé en faveur de la génération actuelle, et de l'amélioration des mœurs : il résulte de renseignemens

---

(1) L'année précédente avait fourni 228 décès (*Maximum*).

certains, que la moitié de ces naissances, et peut-être plus encore, dépend de mères étrangères, qui viennent cacher leur honte dans notre ville, certaines d'ailleurs d'y recevoir les secours de l'art, si leur accouchement est difficile. La plupart d'entre elles appartiennent à nos montagnes, pays où les lumières ont fait peu de progrès. J'insiste sur cette circonstance, parce qu'il me répugne de croire que l'ignorance ait jamais été un élément de bonheur public.

Le nombre des enfans mâles est à celui des filles, :: 100 : 97.

Les naissances sont assez inégalement réparties sur les divers mois dont l'année se compose. Elles se succèdent dans l'ordre suivant : Novembre, mars, janvier, octobre, février, août, décembre, mai, avril, juin, septembre, juillet. Les mois les plus favorables à la conception sont donc, mars, juillet, mai, février, juin, décembre, avril, septembre, août, octobre, janvier, novembre.

En considérant les naissances sous le rapport des saisons, voici comment elles se présentent :

Hiver (décembre, janvier, février). . . 491.
Automne (septembr., octobr., novemb.) 490.
Printemps (mars, avril, mai). . . . . 468.
Été (juin, juillet, août). . . . . 414.

Produit de quatorze années. . . . 1863.

(152)

Conceptions. — Printemps. . . . . . . 5o5.

                Été. . . . . 478.

                Hiver. . . . . 453.

                Automne. . . . . . . 427.

Somme égale au produit des naissances. 1863.

On s'étonnera peut-être de ce que je n'ajoute à ces tableaux , aucunes reflexions relatives à l'influence des saisons sur la fécondité. Tout ce qu'on a dit à ce sujet est tellement hypothétique , que l'on voudra bien regarder mon silence comme l'expression du doute.

Mortalité. — Le terme moyen des décès a été , de 1763 à 1788 , de 120.

Leur rapport avec la population , :: 1 : 0,29.

  —   —   avec les naissances, :: 1 : 89.

Maximum en 1763 , 259.

Minimum en 1770 , 74.

Comparés avec la population , les décès étaient en France à cette époque , :: 1 : à 33.

Depuis l'an IX jusqu'au 1.er janvier 1827, le terme moyen des décès a été de 127.

Leur rapport avec la population, :: 1 : 33 $\frac{70}{100}$.

  —   —   avec les naissances, :: 1 : 0,99.

De l'an IX à 1814, terme moyen, 132.

Rapport avec la population, :: 1 : 30 $\frac{40}{100}$.

  —   —   avec les naissances, :: 1 : 0,90.

De 1814 à 1827 , terme moyen, 122.

Rapport avec la population , :: 1 : 57.

  —   —   avec les naissances , :: 1 : 0,92.

Le rapport moyen des décès en France, est à la population :: 1 : 32. — Quelques-uns l'ont représenté :: 1 : 29.

Maximum en 1825, 222.

Minimum en 1817, 81 (1).

Si l'on parcourt ces deux tableaux qui représentent deux époques de 26 ans, on voit que le dernier (de l'an IX à 1827) donne lieu aux résultats les plus satisfaisans. Comparé à celui de 1763 à 1788, il présente une diminution de $\frac{7}{100}$ dans le rapport moyen de la mortalité avec les naissances et la population. Les élémens qui ont produit un terme si favorable, appartiennent évidemment aux treize dernières années de la seconde époque (1814 à 1827). Puisque la quantité moyenne des décès qu'elle a pour expression, n'est que de 122, tandis que de l'an IX à 1814, elle est représentée par 132. Un tel résultat sert à démontrer combien les avantages de la vaccine, et les heureuses modifications introduites dans les diverses branches de notre art, doivent avoir d'influence sur la conservation des individus. Il annonce aussi les progrès de la civilisation, et l'harmonie de notre état social avec les institutions qui nous gouver-

_____

(1) Le *minimum* des décès correspond à une année de disette.

nent. Que serait-ce donc, si le peuple consentait à ne plus abandonner le soin de sa santé à l'aveugle empirisme du commérage, à la cupidité d'ignorans guérisseurs qu'encense la crédulité publique, et si l'Administration tentait de nouveaux efforts, pour mettre un terme aux nombreux abus que j'ai signalés dans le cours de cet ouvrage ?

Une conséquence assez importante se déduit encore de l'examen comparatif de ces deux tableaux. La dernière série indique une diminution sensible dans les mariages, relativement à la population; et la somme des naissances est cependant plus considérable. Or, malgré cette augmentation dans le nombre des habitans, on compte moins de décès. Ce fait qui sort des règles ordinaires, vient donc appuyer ce que nous avons déjà dit sur la conservation de l'espèce.

On a vu que les naissances différaient de proportions entre les sexes. Cette inégalité de rapport se retrouve dans les décès. Ainsi, les naissances mâles comparées avec celles de l'autre sexe, sont :: 1 : 0,97; tandis que les décès féminins sont aux décès masculins, :: 1 : 0,93. Nous ne chercherons pas à expliquer l'excédant de $\frac{3}{100}$ en faveur des naissances mâles ; il a été constaté dans divers pays depuis assez long-temps : ainsi, tout le monde sait qu'en France,

le rapport des naissances mâles avec les naissances femelles, est :: 16 : 15. Une circonstance
assez remarquable. c'est que, d'après nos rele-
vés, les naissances d'enfans naturels des deux
sexes, s'écartent tout-à-fait de ce rapport, et
se trouvent dans des proportions à peu près
égales. Tous ces faits n'ont encore donné lieu à
aucune explication satisfaisante. On a voulu
attribuer au climat cette différence dans la reproduction; mais les recherches les plus exactes faites dans des contrées dont les circonstances physiques n'étaient plus les mêmes, ont
prouvé qu'il n'influait en aucune manière sur
un résultat aussi singulier.

Quant à l'excédant de $\frac{7}{100}$ dans la mortalité
des femmes, il ne peut s'expliquer que par
les chances défavorables attachées à certaines
époques de leur vie, et par le grand nombre
d'individus morts à l'armée ou loin du pays,
dont les actes de décès ne sont pas parvenus
à l'État civil. Au reste, cette supériorité n'est
réellement que de $\frac{4}{100}$, puisque, pour rendre le
chiffre exact, il faut nécessairement tenir compte de l'excédant des naissances mâles : or, nous
avons vu qu'il était de $\frac{5}{100}$.

Les années de disette, celles où il y a eu des
hivers rigoureux, ont apporté une différence
notable dans les décès des deux sexes. Ainsi,
en 1816, le rapport moyen de la mortalité des

femmes comparé à celui des hommes a été :: 5 : 4 ; en 1817, année plus rigoureuse, :: 6 : 5 ; tandis qu'en 1818 , les décès des hommes présentent une proportion supérieure : ils sont :: 6 : 5. En 1814 , les décès des femmes ont été à ceux des hommes :: 6 : 5. On devine aisément à quoi tient cette supériorité. Celle que l'on remarque dans les années malheureuses, dépend évidemment de ce que l'organisation des femmes se laisse plus facilement atteindre dans ces instans de crises publiques , auxquelles l'homme offre, en général , plus de résistance.

La mortalité des saisons trouvera naturellement sa place à l'article *Constitutions médicales.*

Il me reste maintenant à faire connaître combien chaque âge dont la vie se compose , contribue à compléter la somme totale des décès dont j'ai déjà exposé le tableau. Je désire que cette partie de mon travail offre autant d'intérêt qu'elle m'a présenté de difficultés.

Tableau *des décès selon les âges.*
De 1814 à 1827.

Périodes.	Males.	Femelles.	Total général.
De 0 ans à 1 an.	129	120	249
De 2 ans à 3. .	48	55	103
De 3 ans à 4. .	»	»	56
De 4 ans à 5. .	»	»	30
De 5 ans à 6. .	»	»	20
De 6 ans à 7. .	»	»	14
(De 3 ans à 7). .	69	51	»
De 7 ans à 8. .	»	»	16
De 8 ans à 9. .	»	»	14
De 9 ans à 10. .	»	»	10
De 10 ans à 11. .	»	»	17
De 11 ans à 12. .	»	»	10
De 12 ans à 13. .	»	»	6
De 13 ans à 14. .	»	»	7
De 14 ans à 15. .	»	»	5
(De 7 ans à 15). .	39	46	»
De 15 ans à 20. .	27	30	57
De 20 ans à 25. .	»	»	68
De 25 ans à 30. .	»	»	73
(De 20 ans à 30). .	75	66	»
De 30 ans à 35. .	»	»	58
De 35 ans à 40. .	»	»	45
(De 30 ans à 40). .	43	60	»
De 40 ans à 45. .	18	31	49
De 45 ans à 50. .	20	29	49
De 50 ans à 55. .	»	»	78
De 55 ans à 60. .	»	»	75
(De 50 ans à 60). .	66	87	»
De 60 ans à 65. .	»	»	102
De 65 ans à 70. .	»	»	118
(De 60 ans à 70). .	105	115	»
De 70 ans à 75. .	59	50	109
De 75 ans à 80. .	34	37	71
De 80 ans à 85. .	24	26	50
De 85 ans à 90. .	6	9	15
De 90 ans à 95. .	1	6	7
De 95 ans à 100. .	1	4	5
	764.	822.	1586.

Il résulte de ce tableau , que le maximum de la mortalité est de o à 1 an , et le minimum à 14 ans. On voit également que les séries dont il se compose , se présentent , sous le rapport de la dépopulation , dans l'ordre suivant :

1.° De   o à   5 ans.
2.° De 65 à   70.
3.° De 70 à   75.
4.° De 60 à   65.
5.° De 50 à   55.
6.• De 55 à   60.
7.° De   5 à   10.
8.° De 25 à   30.
9.° De 75 à   80.
10.° De 20 à   25.
11.° De 30 à   35.
12.° De 15 à   20.
13.° De 80 à   85.
14.° De 40 à   45.
15.° De 45 à   50.
16.° De 35 à   40.
17.° De 10 à   18.
18.° De 85 à   90.
19.° De 90 à   95.
20.° De 95 à 100.

Cette table , qui n'exprime que le décroisse-sement progressif de la mortalité selon les âges , n'est plus applicable aux sexes. Nous essaierons de faire connaître, dans le cours de cet article, les causes générales qui produisent cette différence de répartition. Leur appréciation exacte serait du plus haut intérêt.

On a pu voir, en parcourant nos tables de mortalité, que celle des femmes avait offert un excédant de 96 sur les hommes, dans l'espace de 13 ans, malgré la supériorité des naissances mâles, ce qui donne pour terme moyen des décès femelles 63, tandis qu'il n'est que de 59 pour les décès mâles. Je n'ajouterai rien à l'explication que j'ai donnée de ce fait, qui, au premier coup-d'œil, paraît assez singulier. Je me bornerai maintenant à présenter le tableau comparatif de la mortalité selon les sexes, aux différentes époques de la vie, en suivant, comme pour le précédent, son ordre de décroissement.

TABLEAU *de la mortalité relative des deux sexes aux différentes époques de la vie.*

PÉRIODES.	MALES.	PÉRIODES.	FEMEL.[*]	DIFFÉRENC.[*]
Du moment de la naissanc. à l'âge		Du moment de la naissanc. à l'âge		
De 3 ans....	177	De 3 ans....	175	*2
De 60 à 70...	103	De 60 à 70 ..	115	*10
De 20 à 30 ..	75	De 50 à 60...	87	
De 3 à 7...	69	De 20 à 30..	66	
De 50 à 60 .	66	De 30 à 40...	60	
De 70 à 75...	59	De 3 à 7...	51	
De 30 à 40...	43	De 70 à 75...	50	
De 7 à 15...	39	De 7 à 15...	46	*7
De 75 à 80...	34	De 75 à 80...	37	
De 15 à 20...	27	De 40 à 45...	31	
De 80 à 85...	24	De 15 à 20...	30	
De 45 à 50...	20	De 45 à 50...	29	*9
De 40 à 45..	18	De 80 à 85...	26	
De 85 à 90...	6	De 85 à 90...	9	*3
De 90 à 95...	1	De 90 à 95 ..	6	*5
De 95 à 100.	1	De 95 à 100.	4	*3
	764		822	

Nota. Les astérisques indiquent les époques correspondantes, et le chiffre placé à côté, la différence de rapports.

Les deux années qui ouvrent la première série, sont remarquables par leur extrême mortalité. Elles présentent, par rapport à la reproduction totale, une perte égale à 4,05. Depuis la naissance jusqu'à l'âge de 4 ans, celle-ci est de $\frac{5}{11}$; à cinq ans enfin, le $\frac{1}{5}$ des enfans $\frac{46}{100}$ a succombé. Si l'on suit le décroissement progressif des pertes de chaque année , on verra que , la seconde année , la mortalité a été à peu près les $\frac{2}{5}$ de ce qu'elle était de o à 1 an , c'est-à-dire , un peu moins de la moitié que de 3 à 4 ans; elle a diminué des $\frac{2}{9}$ par rapport à la précédente, c'est-à-dire, un peu moins du $\frac{1}{4}$; et qu'enfin, de 4 à 5 ans , elle n'est plus que des $\frac{3}{25}$ ou de $\frac{1}{8}$ environ. Ainsi, en prenant la première pour unité , on aurait pour résultat approximatif le multiple suivant : 1 + 2 + 4 + 8. Ces proportions cessent de se trouver dans des rapports aussi favorables , lorsqu'on veut les poursuivre après l'âge de puberté.

D'après les tables de Duvillars, qui comprennent la France entière , le quart des enfans meurt dans la première année, et le tiers ne parvient pas à l'âge de deux ans. Il est vrai qu'à l'époque où elles ont été dressées , la petitevérole moissonnait encore une partie de la population. Or , tout le monde sait combien la propagation de la vaccine favorise l'*empéchement* de la mortalité. En examinant avec une sévère attention les causes de mortalité dans la première enfance, on s'assure bientôt qu'elles ne sont pas seulement inhérentes à cet âge, aux maladies qui lui sont particulières , aux obstacles qui s'opposent si souvent à l'établissement immédiat de la respiration , à la première action des alimens sur l'appareil digestif, aux accidens de l'accouchement ; mais qu'elles dépendent peut-être plus encore de la manière dont les soins sont dirigés à cette époque de la vie.

Depuis long-temps, des médecins éclairés, de sages philanthropes demandent en vain des lois de prohibition applicables au mariage, dans certaines circonstances. Jusqu'ici, le législateur français a laissé aux familles le soin de reconnaître les conditions physiques qui paraissent s'opposer au bienfait du mariage; ce qu'il n'a pas demandé, il appartient au médecin de l'exiger.

La procréation d'enfans sains et bien organisés, important au bonheur de notre état social, on devrait interdire le mariage aux individus de l'un ou l'autre sexe, contrefaits ou atteints de maladies héréditaires : nous ne serions plus réduits alors à voir se traîner autour de nous ces êtres chétifs et languissans, que la mort moissonne si souvent au premier âge de la vie. Fodéré défend de se marier, à toute femme dont le bassin n'aurait pas 4 pouces au diamètre sacro-vertébral du détroit supérieur, parce qu'au-dessous de cette dimension, l'accouchement est ordinairement laborieux. On a remarqué depuis long-temps, que les femmes qui conçoivent près du terme où doit cesser leur fécondité, sont exposées à l'avortement, à un accouchement laborieux, et que les enfans auxquels elles donnent le jour, ont presque toujours une constitution très-débile. Cette observation est applicable à un âge trop tendre; les mêmes conséquences se représentent sous un point de vue presque aussi défavorable. L'avarice des parens, leur aveugle égoïsme, semblent ignorer tous les inconvéniens d'unions aussi contraires. Dans leurs coupables spéculations, on les voit conduire leur jeune fille à la couche nuptiale d'un individu vieux ou contrefait, avec la même indifférence que s'ils lui avaient permis de suivre les impulsions de son cœur.

Une circonstance bien funeste à la vie des enfans, et qui influe beaucoup sur leur organisation, dépend encore de l'inconséquence des parens. Beaucoup de femmes ont la manie de vouloir, pendant leur grossesse, continuer l'usage des corsets et des buscs. Il leur faut, à tout prix, une taille élégante; le seul moyen de l'obtenir, est d'exercer une compression plus forte sur le fœtus, dont la consistance est, pour ainsi dire, gélatineuse. C'est à cet usage aussi absurde que barbare, qu'il faut rapporter la plupart de ces jeunes enfans, dont l'existence misérable semble publier, dès le berceau, la folie de leurs mères.

On a beaucoup discuté sur les avantages et les inconvéniens de l'allaitement maternel. On est d'accord aujourd'hui, qu'il est un assez grand nombre de circonstances où celui-ci est évidemment nuisible. Aussi, Rousseau a émis une opinion tout-à-fait paradoxale, lorsqu'il a dit que l'enfant n'avait plus rien à craindre du sang dont il était formé. Cependant, il est vrai de dire que les femmes, en général, se dispensent trop légèrement du soin d'allaiter. Elles compromettent, de la manière la plus grave, la santé de leurs enfans, en les livrant à une nourrice étrangère. Autrefois, c'était se couvrir de honte et s'exposer même à toute la rigueur des lois, que de nourrir un enfant qui n'était pas le sien (1); tandis qu'aujourd'hui quelques-unes de nos dames, cédant, le plus souvent, aux sots préjugés des parens, osent à peine remplir les devoirs de mère. Ce serait dépasser les bornes que je me suis prescrites, que de retracer ici les innombrables inconvéniens de l'allaitement étranger : les chiffres auront plus d'éloquence. Il résulte d'observations exactes, que le rapport moyen de la mortalité des enfans nourris par des étrangères, est à celui des

____

(1) Démosthènes; *Coutume des Grecs.*

enfans allaités par leurs mères , :: 5 : 3 (1). Je ne parlerai pas non plus du peu de soin qu'on apporte dans le choix des nourrices. Le caprice des mères parle , là où la voix du médecin devrait seule se faire entendre.

Le sevrage est encore une puissante cause de dépopulation. En France , le 6.e des enfans succombe ordinairement à cette époque ; il m'a été impossible de connaître la proportion de cet élément dans la mortalité de la deuxième année. Une foule de préjugés rend ce temps plus désastreux encore. Les mois sont comptés par l'empirisme et le commérage. Dans tel village, on sèvre à 10 mois ; dans tel autre , plus tard encore ; à la ville , un enfant se porte bien , il a été sevré à un an : il faut donc enlever celui-ci à sa nourrice à la même époque. Tous ces raisonnemens sont essentiellement faux : il est impossible d'établir aucune époque fixe pour le sevrage ; elle dépend évidemment de l'état de la nourrice, de la constitution de l'enfant , et de la précocité plus ou moins grande du travail de la dentition : il est rare cependant que la lactation doive se prolonger au-delà d'un an. Dans tous les cas, le sevrage doit être amené d'une manière insen-

---

(1) Bruni; *Storia del spedale delli espositi.* 1824.

sible : c'est parce qu'une sage gradation n'est pas observée, et que souvent même il a lieu brusquement, que cette époque est si difficile à traverser; la plupart des enfans succombent alors à un ramollissement de la muqueuse gastrique, contre lequel viennent échouer, le plus ordinairement, tous les secours de l'art. J'ai eu occasion d'observer, un grand nombre de fois, à l'hôpital des Enfans, cette altération chez de jeunes malades, qui succombaient à l'âge de 15 à 18 mois. Or, comme elle reconnaît pour cause, dans la plupart des cas, une alimentation mal dirigée, on ne saurait trop engager les mères à prendre toutes les précautions convenables, lorsqu'elles voudront sevrer.

La différence que les sexes présentent dans leur rapport de mortalité, est presque nulle pendant les deux premières années de la vie : c'est donc bien en vain que l'on a dit qu'il y avait une faiblesse radicale, plus considérable chez les petites filles que chez les petits garçons.

Depuis le moment de la naissance jusqu'à l'âge de 7 ans, le travail de la dentition concourt bien moins qu'on ne l'a cru jusqu'à ce jour, à charger les tables de mortalité. Beaucoup de maladies qu'on lui a attribuées, en sont indépendantes. De légères précautions suffiraient souvent pour prévenir la plupart des

accidens qu'on voit se développer à cette époque. En général , un des abus qui s'opposent
le plus à l'entretien de la vie chez les enfans ,
est l'habitude ridicule de leur donner au moindre signe de douleur , une foule de sirops ou
d'élixirs , qui ont ordinairement pour base le
plomb ou le mercure , et dont le titre pompeux annonce en vain l'innocuité. Le moindre
bouton, la tache la plus légère dépendent d'une
acreté du sang ; il faut les purger. N'est-ce pas
les assassiner par tendresse ?

Les cinq années qui suivent , n'offrent rien
d'extraordinaire pour la quantité de décès ;
elles sont chargées d'une manière égale : leur
terme moyen s'élève un peu au-dessus de 14.
De 10 à 15 ans, il n'est plus que de 9 , et encore les deux premières années l'emportent-
elles sur les trois autres de la même série ,
d'un tiers. Ainsi , à mesure que l'enfant approche de l'âge de puberté , et qu'il s'avance
vers le terme de la perfection organique, les
chances qu'il court, sont moins défavorables et
moins multipliées que pendant les années qu'il
vient de traverser.

De 15 à 21 ans, la mortalité, égale dans les
deux sexes , commence à s'élever.

Un fait assez remarquable , c'est que les années dont cette série se compose, sont , à peu
de chose près , dans un rapport égal. La se-

conde , qui devrait être la plus chargée , puisqu'elle voit se développer la menstruation et ses fréquens orages , est précisément celle qui offre le moins de décès. Cet heureux passage d'une des principales périodes de la vie tient, selon moi , à un système d'éducation plus raisonnable, plus en harmonie avec la destination de la femme: or, tout le monde sait combien les fonctions de l'utérus se trouvent soumises à l'influence que le cerveau exerce sur lui.

En poursuivant nos observations de 20 à 25 ans et de 25 à 30 ans, nous trouvons dans ces deux séries des rapports presque identiques. Ainsi , le terme moyen de la première est de 13 , et celui de la seconde est de 14. Il y a un excédant de $\frac{1}{16}$ dans les décès des hommes. Cette légère différence dans la mortalité relative des sexes , dépend , sans doute , de ce que les dangers de la grossesse et de l'accouchement compensent suffisamment les travaux pénibles auxquels l'homme se livre à cette époque de la vie.

De 30 ans à 40 , les tables de mortalité sont moins chargées que celles de la période qui précède. Le rapport dans lequel elles décroissent, est égal à $\frac{1}{3}$ à peu près. Les sexes offrent entre eux $\frac{1}{6}$ de différence, qui est tout à l'avantage des hommes. Cette supériorité dans les décès des femmes , se retrouve jusqu'à l'âge de

70 ans ; elle peut être représentée par $\frac{1}{3}$ environ.

Si l'on essaie de se rendre compte de ces différences , on est porté à croire que si la mort des femmes surpasse celle des hommes dans la période qui s'étend depuis l'âge de 30 ans jusqu'à 40 , il faut attribuer cela aux maladies de poitrine plus fréquentes chez les femmes , aux nombreux accidens , et aux révolutions qui se sont opérées chez elles toutes les fois qu'elles sont devenues mères.

De 40 à 50 ans , la mortalité des femmes dépasse d'un peu moins du $\frac{1}{4}$ celle des hommes ; elle se trouve dans un rapport identique avec celle qui a eu lieu de 30 à 40 ans. Ces deux périodes ont 60 pour terme commun. Il est inutile de m'appesantir ici sur les circonstances qui assurent cette triste supériorité au sexe ; elles sont connues de tout le monde.

A cette époque , dont les dernières années terminent dans nos pays l'écoulement menstruel , il se développe à l'avance , des dérangemens plus ou moins remarquables dans la santé des femmes. Néanmoins, on a beaucoup exagéré leurs craintes à cet égard ; elles ne courent pas plus de risques à cet âge, qu'à celui de 15 à 20 ans. Il est facile de s'assurer de ce fait , qui surprendra , sans doute , en comparant la mortalité des femmes de 15 à 20 ans , avec celle de 40 à 45 ou de 45 à 50 ans : on verra que le terme est, pour ainsi dire, égal. Dans le premier cas, il est de 30 ; dans le second, de 29 ; dans le troisième enfin, de 31 : ce qui, au résumé, donne 50 pour moyenne comparative des trois époques. Dans un mémoire lu à l'Académie des Sciences, en 1818, M. Benoiston de Châteauneuf a prétendu que du 43.ᵉ degré de latitude au 60.ᵉ, l'on trouvait, à toutes les époques de la vie des hommes, depuis 50 jusqu'à 70 ans, une mortalité plus grande que chez les femmes, et surtout de 40 à 50 ans ; il ajoute même que cet âge est plus critique pour les hommes que pour les femmes, et cela, quel que soit le genre de vie qu'ils embrassent, qu'ils vivent dans la société ou dans la retraite, dans les camps ou dans les cloîtres. Malgré mon profond respect pour un observateur aussi recommandable, je ne puis me décider à admettre ses opinions ; elles sont diamétralement opposées aux résultats que les chiffres m'ont donnés ; et, certes, je le défie de me prouver jamais que je me sois trompé dans des calculs aussi simples.

On pourra m'objecter, sans doute, que cette supériorité contraire aux femmes pourrait bien n'être que fictive. En effet, la mortalité relative des deux sexes, observée à l'âge de 40 ans, se trouvant égale, il doit s'ensuivre nécessairement que les décès femelles seront, les années suivantes, bien plus élevés, puisque mon travail a pour base une somme de décès, dont les élémens diffèrent (764 m. 822 f.). Or, que, par le calcul des probabilités, on répartisse sur la table de mortalité des hommes, les quantités qui surchargent celle des femmes, depuis l'âge de 40 jusqu'à 50 ans, on ne pourra jamais établir avec la $\frac{1}{2}$ de différence au profit des hommes, que cette époque soit plus critique pour ceux-ci que pour les femmes dont le décroissement est alors véritablement augmenté. On pourrait supposer, tout au plus, que de 50 à 75 ans, les chances de conservation sont égales. Plus tard, elles sont toutes à l'avantage des femmes.

TABLE *des probabilités de la vie humaine sans distinction de sexe.*

		IL Y AURA A PARIER		
6 ½	Contre 1	Que de 0	Un individu ira	à 1 an.
13	....	1 au	....	2 ans.
22	....	2 ans	....	3 ans.
39	....	3 ans	....	4 ans.
56 ½	....	4 ans	....	5 ans.
80	....	5 ans	....	6 ans.
69	....	6 ans	....	7 ans.
78	....	7 ans	....	8 ans.
108	....	8 ans	....	9 ans.
63	....	9 ans	....	10 ans.
136	....	10 ans	....	15 ans.
75	....	15 ans	....	20 ans.
62	....	20 ans	....	25 ans.
70	....	25 ans	....	30 ans.
66 ⅔	....	30 ans	....	35 ans.
83	....	35 ans	....	40 ans.
73 ⅓	....	40 ans	....	45 ans.
47	....	45 ans	....	50 ans.
36	....	50 ans	....	55 ans.
26 ⅔	....	55 ans	....	60 ans.
21	....	60 ans	....	65 ans.
11 ½	....	65 ans	....	70 ans.
8	....	70 ans	....	75 ans.
7 ⅓	....	75 ans	....	80 ans.
6	....	80 ans	....	85 ans
5	....	85 ans	....	90 ans.
3	....	90 ans	....	95 ans.
1	....	95 ans	....	100 ans.

La durée moyenne de la vie serait de 35 ans 6 mois 5 jours , si l'on supposait tous les individus morts à la fin de l'année ; mais, comme il est plus que probable que les décès ont également eu lieu dans les divers mois dont elle se compose, j'ai dû, pour plus d'exactitude, retrancher 6 mois du quotient ; ce qui a donné pour dernière moyenne 35 ans 5 jours.

On a remarqué, depuis long-temps, lorsque la population a resté stationnaire, que la durée moyenne de la vie est le rapport même de la population aux naissances annuelles.

Ici, un tel résultat ne pouvait avoir lieu, à cause de l'accroissement progressif dans le nombre des habitans. Or, cette somme divisée par la moyenne des naissances annuelles, ne donne que 35. Pour avoir une table de probabilités de la vie, dont on pourrait tirer les avantages les plus précieux, il faudrait que les registres des décès fussent tenus de la même manière qu'à Genève : Tel individu mort à tel âge, de telle maladie, et d'après telle disposition de son organisation. On conçoit qu'il serait facile à l'Autorité de s'entendre avec les médecins du pays, qui, sans doute, s'y prêteraient de fort bonne grâce. On saurait alors quel sacrifice de la vie chaque profession exige, et l'on profiterait de ces connaissances pour prévenir ou diminuer les chances défavorables.

CHAPITRE V.

Constitutions médicales.

Il est en médecine quelques bornes certaines, au-delà desquelles on s'égare toujours ; c'est ce qui est arrivé aux Anciens et à leurs imitateurs dans le point de doctrine que j'aborde ici. Les uns ont voulu trouver dans certain état atmosphérique , et dans les divisions que l'astronomie a établies , la cause des maladies qui semblent sévir d'une manière générale à telles époques de l'année. Les autres , parmi lesquels figurent Boërhaave et Van-Swieten , semblent n'avoir reconnu cette influence que sur la production d'affections intercurrentes , jamais sur ce qu'on appelle la constitution *stationnaire* ou *persistante*.

Au milieu de ce luxe d'histoires d'épidémies que nous ont transmis nos devanciers , la science est restée pauvre. A peine quelques vérités ont-elles échappé au désir immodéré d'avoir voulu , au moyen de quelques faits isolés et de théories souvent ridicules , déduire de certaines circonstances météorologiques , des corollaires applicables aux êtres organisés. Tout ce que l'on sait aujourd'hui , peut se réduire aux axiomes suivans : « 1.º Toutes les espèces de maladies peuvent se développer en toutes saisons : celles-ci, en modifiant sans cesse nos corps, les disposent davantage à être atteints de telle manière plutôt que de telle autre ; 2.º les individus affectés présentent alors des phénomènes morbides identiques par la nature de l'altération qui les produit; mais différant, dans bien des cas, par le siége et conséquemment par les symptômes : les moyens de traitement, quelquefois tout autres que ceux indiqués par les expressions fonctionnelles morbides prédominantes, sont néanmoins suivis de succès ; 3.º aux équinoxes du printemps et de l'automne, on voit assez souvent apparaître certaines affections, qui, pour me servir de l'expression reçue, ont une physionomie de famille : celles qui existent déjà, prennent plus évidemment l'aspect de la constitution régnante. Les unes et les autres, en général, après avoir parcouru leurs périodes avec plus ou moins d'intensité, disparaissent tout-à-fait avec la mutation atmosphérique qui leur avait donné naissance. »

Le seul moyen d'arriver à la solution du grand problême des constitutions médicales, eût été de tenir compte de toutes les circonstances dans lesquelles se trouvaient placés les individus qu'on a observés, et d'essayer à faire la part de chacune d'elles, au lieu de se borner à signaler niaisement l'état du thermomètre et du baromètre, comme la plupart le pratiquent encore aujourd'hui. Malgré les progrès toujours croissans des sciences physiques, et le degré de perfection qu'elles peuvent atteindre, je n'ose croire que les nouveaux moyens d'investigation qu'elles doivent nous fournir un jour, nous permettent jamais d'expliquer pourquoi telles maladies atteignent à la fois une foule d'individus sous des influences atmosphériques, qui semblent n'offrir aucune condition favorable à leur développement.

On a pu voir à l'article *Météorologie*, quelle était la constitution du pays que je décris ; je dois donc me borner ici à quelques considérations sur les rapports des saisons avec ces maladies. Je regrette que ma position ne me permette pas d'entrer dans de plus grands détails ; les renseignemens que je dois à la bienveillance de quelques praticiens, ce que j'ai pu observer moi-même, et l'examen comparatif des notes qu'un habile observateur (feu Desbrets) a adressées à l'ancienne Société de médecine, m'ont dirigé dans cette dernière partie de mon travail.

Je ne m'astreindrai pas à suivre la division des saisons médicales des Anciens. Ainsi, au lieu de présenter l'hiver composé des mois de novembre, décembre, janvier, février, mars ; le printemps, des mois d'avril et de mai, etc.,

je diviserai l'année en quatre trimestres, dont
le premier commencera au mois de décembre :
cet ordre est aujourd'hui assez généralement
adopté.

PREMIER TRIMESTRE.

Le premier trimestre qui, dans nos contrées,
constitue la plus grande partie de l'hiver, est,
en général, humide et froid. Cette température,
qui peut être regardée comme la plus défavorable de toutes, détermine une sensation de
froid plus considérable que tout autre au même
degré. Les maladies qui se développent sous
son influence, ont ordinairement pour siége,
le système lymphatique, les membranes mu-
queuses, moins souvent les séreuses, l'appareil circulatoire, celui de la locomotion.
Ainsi, l'on voit, pendant le cours de ce trimestre, les diverses espèces de bronchites, les
phlegmasies du tissu pulmonaire, les rhumatismes, se présenter avec plus ou moins de fréquence. En comparant les tables de mortalité
avec les diverses températures de décembre et
janvier, j'ai pu me convaincre que toutes les
fois que ces mois avaient été froids et secs, il
était mort un bien plus grand nombre d'individus. Je regrette, en ce moment, de ne pas
m'être assuré, en dépouillant les registres de

l'État civil , si cette différence de mortalité portait principalement sur les vieillards, ou si elle était également répartie sur les individus de tout âge. Ce trimestre, qui peut être regardé ici comme la saison des plaisirs, est la cause de certaines maladies qu'on pourrait éviter. Ainsi, la plupart des personnes, qui, au sortir des réunions, s'exposent à l'impression des agens extérieurs, pourraient en prévenir les atteintes, si elles apportaient plus de soin dans la manière de se vêtir. Les bronchites, que la plupart de nos jeunes dames contractent si facilement et qu'elles *dissimulent* le plus adroitement possible, afin de n'être pas privées des plaisirs d'une soirée dansante; ces bronchites, dis-je, renouvelées sans cesse pendant plusieurs hivers, finissent par altérer l'organisation du poumon, et donnent lieu quelquefois aux désordres les plus graves, chez celles qui même croyaient n'avoir qu'une affection légère.

Lorsque la constitution froide, humide de cette saison persiste un certain temps, on a remarqué que la disposition scrofuleuse était singulièrement favorisée.

Desbrets, dans ses Observations de 1770 à 1780, dit qu'il y a peu de maladies dans ce trimestre : celles qu'il signale, sont des *fièvres bilieuses,* des catarrhes , des *œdèmes ,* des *bouffissures.*

Vents dominans : N. , N.-E. , S. , S.-E.

Alternatives des vents d'O.

Mortalité. — 2078 décès, produit de 17 ans.

Premier trimestre. . . . . 557.

    Janvier. . . . . 207.

    Février. . . . . 179.

    Décembre. . . . . 171.

    Terme moyen par mois , 55.

SECOND TRIMESTRE.

La température des mois de mars , d'avril et de mai , moins humide et moins froide que celle du trimestre précédent , est surtout remarquable par ses fréquentes inégalités. Le nombre des pneumonies et des rhumatismes augmente; ce qui semblerait prouver que ces phlegmasies ne dépendent pas de l'intensité du froid , mais des vicissitudes atmosphériques. Ce fait , d'ailleurs très-facile à expliquer , et que l'on a observé dans une infinité de localités , démontre évidemment que ce n'est pas dans les pays les plus chauds qu'il faut envoyer les individus atteints de maladies de poitrine ou de rhumatismes chroniques; mais dans ceux où la température est plus égale , dans des ports de mer abrités du nord; Nice , Hyères , etc.

C'est encore à cette époque de l'année , que

l'on voit se développer certaines affections cutanées qui semblent atteindre de préférence les enfans , et qu'une foule de phlegmasies des divers tissus se présente chez les individus de tous les âges.

Avant la propagation du bienfait de la vaccine , on observait assez souvent au mois de mai , surtout lorsque mars et avril avaient été secs et froids , des épidémies varioleuses. Elles semblaient , m'a-t-on dit , s'étendre en raison directe de l'élévation de la température , continuaient leurs ravages jusqu'au commencement de l'automne , où , après avoir atteint leur plus haut degré d'intensité , elles suivaient un ordre inverse , et disparaissaient tout-à-fait les premiers jours de l'hiver. Aujourd'hui , grâce au zèle des médecins de nos pays , et aux lumières plus généralement répandues parmi le peuple , un tel fléau est , pour ainsi dire , inconnu. Il est vrai de dire que le Clergé de la ville et de la plupart des campagnes environnantes , fait chaque jour d'heureux efforts pour vaincre l'opiniâtreté et les préjugés de quelques parens, qui croiraient offenser la Divinité , en repoussant la mort prête à dévorer leurs enfans. Une aussi douce philanthropie est digne de tous nos éloges.

Vents dominans : N. , N.-O. , O.

Alternatives des vents: S. , E.

Mortalité. — 531.

  Mars. . . , ... 193.
  Mai. . . . . 172.
  Avril. . . . . 166.
  Terme moyen par mois , 31.

TROISIÈME TRIMESTRE.

Les mois de juin , juillet et août qui forment l'été de notre climat , offrent , en général , une constitution chaude , sèche , quelquefois humide.

Les affections que l'on rencontre le plus communément à cette époque de l'année , sont les fièvres rémittentes et intermittentes , liées , dans la plupart des cas , à une altération plus ou moins grave de l'appareil digestif. Ce sont encore des phlegmasies du gros intestin , des désordres vers le foie ; certaines affections cutanées que le printemps a vu se développer , persistent encore ; assez souvent les maladies qui se montrent pendant les deux derniers mois de ce trimestre , se compliquent d'ataxie ou d'adynamie. D'après le médecin que j'ai déjà cité , les maladies régnantes en été , sont: les *fièvres quotidiennes , tierces , quartes , intermittentes* et *bilieuses ;* expressions vagues qui laissent beaucoup à désirer.

Vents dominans : N., S.

Mortalité. — 395.

> Août. . . . . 154.
> Juin. . . . . 128.
> Juillet. . . . . , . . . 113.
> Terme moyen par mois , 23.

QUATRIÈME TRIMESTRE.

Les mois dont se compose l'automne ont, en général, une température douce, humide, sauf quelques alternatives de froid. J'ai dit plus haut, quelles étaient les circonstances locales qui contribuaient à rendre cette partie de l'année la plus insalubre de toutes; il serait fastidieux de les reproduire ici. Parmi les maladies auxquelles elles donnent naissance, on peut placer au premier rang une foule de pyrexies à type intermittent, de colites et de cœcocolites. Indépendamment de celles-ci, les autres maladies observées pendant ce trimestre, reconnaissent pour cause l'influence générale de la constitution atmosphérique. Ce sont des affections catarrhales du poumon, des congestions cérébrales, des douleurs arthritiques, des rhumatismes, quelquefois des lésions de l'appareil cérébral et cérébro-spinal, des ophthalmies. Les vicissitudes atmosphériques, la fréquence des brouillards, l'usage immodéré de fruits encore verts, celui du vin nouveau,

(185)

sont aussi , à cette époque , des causes puis-
santes de maladies.

Vents dominans : S., N.-O.

L'automne est la saison qui charge le plus
les tables de mortalité. Celle-ci a pour expression , 595 décès.

Octobre. . . . . 236.
Septembre. . . . . 189.
Novembre. . . . . 170.

Terme moyen par mois , 55.

On concevra sans peine que, dans la plupart des circonstances , les effets que produit
chacune des constitutions que je viens d'exposer , sont toujours en raison des dispositions
particulières à chaque individu , ou de celles
qu'a pu déterminer la constitution précédente.
Ainsi , il n'est pas rare de retrouver, en été et
au printemps , beaucoup de maladies qui se sont
développées pendant le trimestre qui précédait
immédiatement. Certaines affections du système
lymphatique , par exemple , apparaissent ordinairement en hiver, et leur terminaison se fait
encore attendre en été , etc.

L'ordre des saisons , d'après le nombre des
décès qu'elles fournissent , est celui-ci : Automne, hiver, printemps , été. Peut-être n'est-
ce pas celui de leur insalubrité. On ne saurait
nier , en effet, que très-souvent la mortalité

observée dans une saison , est le résultat de
causes qui ont sévi pendant les derniers mois
de la saison qui vient de s'écouler. Il est facile de se convaincre de ce que j'avance , en
comparant , avec ceux qui les ont précédés
les mois où la quantité des décès a été plus
considérable.

Je regrette que le défaut de matériaux ne
me permette pas d'entrer dans de plus grands
détails. Si pourtant cet Opuscule semble mériter quelque intérêt , ce sera pour moi une
obligation de remplir une lacune aussi importante , et de faire connaître avec soin les observations utiles à mon pays , que ma carrière
médicale pourra m'offrir.

F I N.